~~Tacco.~~
~~Shiti.~~

HISTOIRE IMPARTIALE

DE LA VACCINE,

ou

APPRÉCIATION DU BIEN QU'ON LUI ATTRIBUE ET DU MAL QU'ON LUI IMPUTE;

MÉMOIRE

Qui a obtenu le Prix proposé pour 1830, par la Société d'Agriculture, Sciences, Arts et Belles-Lettres du département de l'Eure, à Evreux;

Par Cl.-Ant. BARREY,

Docteur en Médecine de la Faculté de Paris, Agrégé à la Faculté de Strasbourg, Membre correspondant de l'Académie royale de Médecine, Médecin des épidémies à Besançon, et Membre d'un très-grand nombre de Sociétés savantes.

Funestus instar pestis.
Stol., *Aph.* 513.

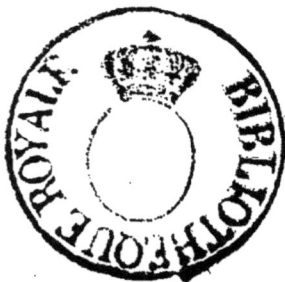

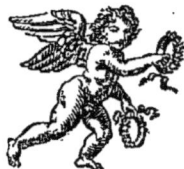

Besançon, Ve. Daclin, Imprimeur. (1831).

INTRODUCTION.

Encouragé par la récompense flatteuse qui m'a été accordée par la Société savante à qui j'avais adressé mon mémoire, je me suis décidé à le publier ; mais l'ayant fait le plus court possible, dans la crainte d'abuser de la patience de mes juges, je crois devoir le faire précéder de quelques réflexions sur la petite vérole, l'inoculation de cette maladie, et les motifs qui m'ont déterminé à étudier la vaccine d'une manière particulière. J'ajouterai aussi plusieurs notes qui m'ont paru mériter quelqu'intérêt.

Si l'on suit la marche de la petite vérole dès le moment où elle a été connue, on voit que partout où elle a été portée pour la première fois, elle a fait des ravages épouvantables, qu'elle a dépeuplé des provinces, des royaumes, et qu'il n'est pas étonnant que les Arabes l'aient mise au même rang que la peste, puisque souvent le nombre des victimes, par rapport aux malades, est plus fort encore.

Apportée en Europe dans le 8me siècle, cette horrible maladie fut bientôt répandue partout ; il n'y eut que quelques îles qui la reçurent plus tard. En 1517, St.-Domingue fut presque entièrement dépeuplé par elle. En 1651, le nombre des victimes fut si grand aux îles Féroé, que la plupart restèrent sans sépulture. En 1733, elle n'épargna, au Groënland, que six personnes sur deux mille qui en furent atteintes. En 1767, elle se montra pour la première fois au Kamtzkatcka, et les trois quarts des habitans furent victimes. Enfin, partout où elle a paru, elle a fait des ravages incalculables.

Si, dans les premières années de son apparition, elle a porté l'épouvante, on a fini par la regarder avec indifférence : ainsi que le soldat s'habitue à aller au combat, que les Orientaux voient sans effroi le moment où doit paraître la peste, que les voisins des marais ne redoutent pas les fièvres intermittentes, même pernicieuses, on a fini par ne plus craindre de voir régner épidémiquement la plus grave maladie qui puisse affecter le genre humain. Des chefs de famille attendaient ce fléau, qui devait défigurer et diminuer le nombre de leurs enfans, avec une résignation glacée, et répondaient froidement, lorsqu'on parlait de leur beauté et de leur quantité, *nous ne savons cè que la petite vérole en fera.*

L'inoculation épargnait quelques victimes ; mais qu'était-ce moyen ! on regarde notre province comme celle où elle a produit les meilleurs effets ; cependant on n'a compté que 25,000 inoculés pendant dix-sept ans. Ce nombre était suffisant pour entretenir la contagion et rendre la maladie stationnaire, par conséquent augmenter le nombre des malades et des victimes. La population de la Franche-Comté était d'un million d'habitans ; les naissances étaient au moins de trente mille par an ; quinze cents recevaient l'inoculation contagieuse, à laquelle restaient exposés les vingt-huit mille cinq cents autres.

On n'a jamais apprécié au juste les ravages de la petite vérole. La Condamine croyait les porter bien haut, quand il disait qu'elle décimait le genre humain. Mais en jetant un coup-d'œil sur mon tableau comparatif, on verra qu'on lui devait près d'un septième de la mortalité, puisque, sur un terme moyen de 1046 décès, elle était cause de 141. L'on voit aussi qu'on ne portait pas le nombre des victimes par rapport aux malades, assez haut, quand on disait qu'elle n'en faisait périr qu'un sur quatre, puisque le terme moyen des malades était de 418, et celui des morts de 141, ce qui passe le tiers. On voit même qu'en 1801 il a été au-delà de quatre dixièmes.

On ne doit donc pas être étonné qu'on ait reçu la vaccine avec tant d'empressement. Ici, plus de maladie, plus de contagion, et, sans quelques obstacles qui se sont opposés à généraliser entièrement cette inoculation, destruction complète du plus grand ennemi du genre humain, chaque médecin disait avec M. Casimir Delavigne, dans son discours sur la vaccine :

Mais reculer l'instant qui nous plonge au tombeau,
Des misères de l'homme alléger le fardeau,
Détruire sans retour ce mal héréditaire,
Que l'Arabe a transmis au reste de la terre,
Qui, trop souvent mortel, toujours contagieux,
D'une lèpre inconnue a frappé nos aïeux,
Qui n'épargne le rang, ni le sexe, ni l'âge,
C'est le plus beau laurier dont se couronne un sage.

Choisir entre une maladie meurtrière, un moyen de la rendre moins terrible, mais en portant le mal à d'autres, et la possibilité de l'éviter entièrement avec une affection la plus bénigne possible, sans dérangement et sans frais, était l'alternative offerte à tout le monde. Pour la rendre plus sensible, je joins ici le tableau de ces trois affections, tableau dont la première idée appartient à la Société Jennérienne de Londres, qui a été publié en 1811 par ordre de son conseil médical, mais dont les résultats sont différens des miens, à raison des soins que j'ai apportés pour connaître les effets de la petite vérole et de la vaccine. On avait diminué les dangers de la maladie, puisqu'on ne portait la perte qu'elle occasionnait, qu'à un sixième des malades et à un douzième de la mortalité générale. On ne connaissait pas assez les dangers de l'inoculation partielle, et la vaccine seule y était appréciée à sa juste valeur.

Lorsque la vaccine parut, ma confiance dans

TABLEAU COMPARATIF

DE LA PETITE VÉROLE NATURELLE, DE LA PETITE VÉROLE INOCULÉE ET DE LA VACCINE INOCULÉE, DANS LEURS EFFETS SUR LES INDIVIDUS ET LA SOCIÉTÉ.

(Pag. VI, Introduction).

	HISTOIRE.		CIRCONSTANCES qui accompagnent respectivement les trois maladies, indépendamment de la contagion et de la mortalité.								
			DANGER.	ÉRUPTIONS.	RÉCLUSION.	PERTE DE TEMPS.	DÉPENSE.	PRÉCAUTIONS REQUISES.	TRAITEMENT MÉDICAL.	ENLAIDISSEMENT.	MALADIES SUBSÉQUENTES.
LA PETITE VÉROLE NATURELLE.	Après avoir ravagé plusieurs parties du globe pendant plus de deux siècles, elle a paru en Europe il y a douze cents ans, et a détruit chaque année une portion considérable de la population.		Un individu sur deux à la maladie sous forme dangereuse.	Éruptions nombreuses, douloureuses et dégoûtantes.	Réclusion, perte de temps, et dépense plus ou moins considérable pour les individus, les familles, etc.			Précautions pour l'ordinaire inutiles.	Traitement médical nécessaire pendant la maladie et après.	Creux, coutures, etc. défigurant surtout le visage.	Affections scrofuleuses sous toutes les formes. Maladies de la peau, des glandes, des jointures. Perte de la vue, surdité, etc. etc.
	CARACTÈRES GÉNÉRAUX. Maladie contagieuse, quelquefois bénigne; mais, pour l'ordinaire, violente, douloureuse, dégoûtante, exposant à perdre la vie.	MORTALITÉ. Un sur trois, de ceux qui ont la maladie, EN MEURT. Peu étaient exempts de la contracter; plus de cent soixante mille mouraient en France, chaque année, de cette maladie.									
LA PETITE VÉROLE INOCULÉE.	L'inoculation apportée en Europe en 1721, fut peu pratiquée, tomba dans l'oubli, et reprit faveur en 1754. Elle ne fut jamais pratiquée que partiellement et contribua à entretenir la contagion. On a remarqué qu'elle a augmenté la mortalité générale.		Un individu sur vingt à la maladie sous forme dangereuse.	Éruptions plus ou moins abondantes.	Réclusion, perte de temps, et dépense quelquefois considérable.			Précautions nécessaires par diète et remèdes. Soin d'éviter les extrêmes de froid et chaud, et certaines époques de la vie; la première enfance, la vieillesse, une mauvaise santé, la dentition, la grossesse, etc.	Traitement médical ordinairement nécessaire.	Difformités toutes les fois que la maladie est grave.	Les mêmes maladies que ci-dessus, mais moins fréquentes.
	Maladie contagieuse, ordinairement bénigne; mais, dans quelque cas, violente, douloureuse, dégoûtante, dangereuse.	Un inoculé, sur cent, mourait.									
LA VACCINE INOCULÉE.	De temps immémorial, on a remarqué que la vaccine contractée en trayant les vaches, dans les pays où elle est endémique, exemptait de la petite vérole. Elle avait été inoculée et suivie des mêmes effets. L'on doit à Jenner de l'avoir généralisée à la fin du siècle dernier.		Aucun danger.	Un seul bouton à l'endroit de l'insertion exclusivement.	Ni réclusion, ni perte de temps, ni dépense.			Aucune précaution.	Aucun remède.	Aucune difformité.	Aucune maladie subséquente.
	Non contagieuse, bénigne, inoffensive, rarement douloureuse, toujours sans danger, et PRÉSERVATIF INFAILLIBLE contre la petite vérole.	JAMAIS FATALE.									

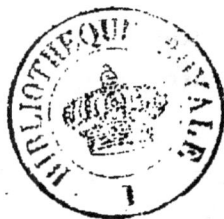

cette pratique fut telle, que je publiai un mé=
moire avant son introduction dans notre département, convaincu que les expériences faites à
Londres et à Paris étaient d'une exactitude à ne
pas laisser le moindre doute sur sa vertu préservative. Quelques enfans de l'hospice furent vaccinés par les médecins de cet établissement, au
commencement de mai 1801, et le 10 du même
mois je commençai mes vaccinations, qui n'ont
point encore cessé.

Chargé, par le comité de vaccine, de vacciner
à un jour déterminé de chaque semaine, je
croyais facile de m'acquitter de cette commis-
sion ; mais le zèle des parens ne fut pas de longue
durée : on ne représentait pas les enfans qui
avaient subi l'opération, et on ne pouvait vacciner ceux qui étaient présentés pour recevoir ce
préservatif.

Après trois mois, j'adoptai un mode plus fa-
tigant, à la vérité, mais plus sûr. Je fixai mes
rendez-vous chez les vaccinés, et fis rencontrer
ceux qui devaient l'être, de manière que j'ai
toujours pu répondre du succès de l'opération.
J'aurais voulu qu'il fût possible de faire de même
pour les campagnes, mais l'impossibilité m'a déterminé à conduire presque constamment des
enfans vaccinés, pour opérer de bras à bras.

En exemptant les enfans du chef-lieu, c'était
détruire un foyer de contagion toujours dan-

gereux pour les campagnes, qui reçoivent constamment la maladie à raison des grandes communications forcées. Mais cependant il était aussi instant de vacciner partout, et, comme médecin des épidémies, je crus devoir empêcher la plus meurtrière. Je parcourus le département, toujours accompagné des médecins les plus voisins des communes où je vaccinais, et bientôt cette opération fut pratiquée partout. Ce fut en 1815 qu'il y eut un médecin des épidémies par arrondissement, et que je n'eus plus à parcourir que les deux cent dix-huit communes de l'arrondissement de Besançon. J'ai établi une correspondance avec tous mes confrères des départemens voisins, en les prévenant qu'ils trouveraient toujours du vaccin, soit en cas d'invasion de petite vérole, soit pour la prévenir entièrement.

J'ai pu tenir ma parole ; j'ai fait, chaque année, de quatre à six cents envois, et la vaccine a été propagée au point qu'on peut assurer que plus de la moitié de la population a profité de ses avantages. Je suis convaincu que plus de cinq cents mille individus ont été vaccinés dans les départemens du Doubs, du Jura et de la Haute-Saône.

J'ai pu vaincre toutes les difficultés qui se sont présentées, pour avoir constamment du vaccin sur les bras, jusqu'au mois de juillet 1826. Après avoir vacciné plusieurs enfans sur lesquels je comptais pour le jour ordinaire de mes vaccinations, je ne fus pas peu surpris de n'en trouver aucun. Je témoignai mon mécontentement ; je fus insulté par les parens, et au moment d'être frappé. Je portai des plaintes à l'autorité ; on fit revenir un des vaccinés qu'on avait éloigné à plus de deux myriamètres ; mais le vaccin était trop avancé, et l'inoculation fut sans résultat. J'écrivis à M. le docteur Husson, qui voulut bien m'en faire envoyer de Paris. Je voulus voir s'il y avait quelque différence de celui qu'on disait renouvelé de la vache. Je vaccinai de suite, au moment où je le reçus, et en même temps avec celui que j'avais conservé dans les tubes, mais je ne remarquai aucune différence. Je continuai à vacciner avec l'un et l'autre, en obtenant les mêmes résultats : je fus convaincu que la vaccine n'avait point dégénéré, que son efficacité était toujours la même, et qu'elle avait une marche uniforme, même à sa quatorze centième reproduction.

Accablé de découragemens, soit de la part de l'administration, soit de celle des particuliers, plusieurs fois j'ai été au moment d'abandonner la partie, parce que je croyais avoir suffisamment prouvé que la vaccine exemptait de la petite vérole et qu'elle augmentait la population ; mais chaque fois que je prenais cette résolution, de nouveaux nuages s'élevaient, et je faisais de nouveaux efforts pour les dissiper.

En 1808, j'avais déjà comparé la mortalité dans l'enfance avant et après la vaccine, et reconnu l'énorme différence entre l'une et l'autre.

En 1814, dans un rapport au Préfet, j'avais déjà fait remarquer que le nombre des individus qui atteignaient leur vingtième année, augmentait considérablement; qu'il y avait déjà une plus grande quantité de jeunes gens appelés pour la conscription (1); que, par conséquent, la vaccine était le plus grand bien accordé à la société, lorsque je vis de nouvelles objections faites contre cette découverte; objections d'autant plus prépondérantes, qu'elles étaient faites par des médecins anglais, et qu'elles avaient fait quelque impression sur la Société de médecine de Montpellier, qui s'exprime ainsi par l'organe de M. Arnal.

« La vaccine compte des détracteurs dans le
» peuple et parmi les gens de l'art ; toutefois,
» c'est moins la faculté préservative de la petite
» vérole qu'on lui conteste, que les reliquats
» qu'on lui attribue, ou la prédisposition qu'elle
» donne pour d'autres maladies, dont on l'accuse.

---

(1) Je n'ai pu, dans mon tableau, donner le total des jeunes gens appelés à fournir le contingent pour 1830. Le nombre de ceux qui sont inscrits, et il n'est pas complet (12 janvier), se porte déjà à 207 ; cependant l'année répond à 1810, où il n'y a eu que 910 naissances.

» Des expériences simples, directes et con-
» cluantes répondraient, au besoin, d'une ma-
» nière victorieuse, à la première objection ;
» mais les autres ne sont pas aussi faciles à ré-
» soudre. Ici, la connexion avec la vaccine, des
» phénomènes morbides qui paraissent après un
» laps de temps indéterminé, est moins directe,
» moins évidente, et il n'y a que la multiplicité
» des faits et leur concordance qui donnent à
» l'induction un air de vérité, et qui convertissent
» les probabilités en certitude. Mais plus les dif-
» ficultés à vaincre sont grandes et nombreuses,
» plus les moyens d'errer sont faciles, plus le
» but qu'on cherche à atteindre est d'une haute
» importance, et plus l'on doit redoubler de zèle
» et d'attention pour découvrir la vérité.

» L'enthousiasme qui divinise la vaccine et la
» prévention qui la ravale, lui sont également
» préjudiciables. Elle ne sera jamais plus utile
» que lorsque, en bien comme en mal, on l'aura
» appréciée à sa juste valeur. Qu'elle puisse mo-
» difier la constitution, on en voit la preuve dans
» l'influence même qu'elle exerce, sous le rapport
» de la susceptibilité variolique. Mais une pos-
» sibilité, une probabilité, si l'on veut, n'est
» point une vérité démontrée, et tel est l'état de
» la question qui nous occupe. Elle est vraiment
» importante ; elle intéresse les individus, les
» cités, les nations, et, on pourrait le dire,
» l'univers entier. »

Ces réflexions me firent regarder comme imparfait tout ce que j'avais fait jusqu'alors pour prouver l'augmentation de la population et les autres avantages de la vaccine, et je me crus obligé de continuer mes efforts plus longtemps encore, malgré tous les obstacles que je rencontrais constamment.

Je m'imposai l'obligation de ne m'arrêter qu'à la vingtième année, et je fus dédommagé alors par la satisfaction d'avoir obtenu la bienveillance d'un des citoyens les plus estimables. En 1820, M. de la Rochefoucaut-Liancourt se crut obligé de solliciter pour moi une récompense faite pour me flatter : il alla chez le Ministre de l'intérieur, et ne le quitta que lorsqu'il crut avoir la certitude d'avoir obtenu ce qu'il demandait. Il me fit annoncer cette heureuse nouvelle avec la bonté qui le caractérisait. Mais le Secrétaire-général, dit-on, fit retirer la parole au Ministre, et ce fut pour mon protecteur une grande mortification.

Si je n'obtins pas ce qui avait été promis pour moi, je n'en fus pas moins flatté de savoir que ce n'était pas la faute du grand homme dont j'étais honoré d'avoir gagné l'estime, et je redoublai d'efforts pour continuer à la mériter et obtenir les preuves irrécusables que je me proposais de faire connaître.

Le Comité de vaccine et l'Académie royale de médecine m'avaient accordé des prix qui ser-

vaient à couvrir mes dépenses et qui m'encou-
rageaient honorablement. J'avais reçu, chaque
année, depuis 1811, trois cents francs pour sub-
venir aux frais que pouvaient occasionner ma
correspondance et les envois de vaccin. Mais,
en 1825, le Préfet du département du Doubs
employa tous ses moyens pour me priver de ces
deux ressources.

Il refusa de faire parvenir mes états et mon
travail à l'Académie de médecine, qui, dans son
rapport pour 1825, s'exprime ainsi:

« Elle regrette surtout d'avoir été dans l'im-
» possibilité de récompenser le zèle si connu de
» M. Barrey, de Besançon; le département du
» Doubs auquel appartient ce médecin, ayant
» transmis à l'Académie, contre son usage, un
» état de vaccinations tellement incomplet, que
» les noms mêmes des vaccinateurs ont été tota-
» lement omis (1). »

Lorsque je demandai l'indemnité annuelle pour
la conservation du vaccin, elle me fut refusée,
sous prétexte que le département du Doubs ne
devait pas supporter seul une dépense qui était
à l'avantage de plusieurs départemens. Je ré-
clamai près du Ministre, qui écrivit, en date du
27 juin 1827, qu'il était juste que les trois départemens du Doubs, du Jura et de la Haute-

---

(1) Pages 45 et 46.

Saône la supportassent. Je pris la liberté d'en écrire à MM. les Préfets de ces deux derniers départemens ; mais le premier me répondit que mes envois se faisant bénévolement, sans en être chargé par son administration, il ne pouvait contribuer à couvrir mes frais. Le second laissa deux lettres sans réponse. J'attendis ; je continuai ma correspondance avec la même activité. Le 10 avril 1829, je m'adressai de nouveau au Ministre, qui me fit la réponse suivante :

Paris, 18 mai 1829.

« Monsieur, par votre lettre du 10 avril der-
» nier, vous me rappelez qu'en 1827 j'ai invité
» M. le préfet du Doubs à se concerter avec ses
» collègues du Jura et de la Haute-Saône, afin
» d'aviser aux moyens de vous faire payer par
» chacun de ces départemens une indemnité an-
» nuelle de 100 fr., à partir de 1825, à raison
» des envois de vaccin que vous avez faits aux
» praticiens qui vous en ont adressé la demande.
» Vous ajoutez que M. le préfet de la Haute-
» Saône n'a point répondu à la proposition qui
» lui a été faite à ce sujet ; que celui du Jura
» vous a fait connaître une décision négative du
» conseil-général de son département, motivée
» sur ce que les envois de vaccin dont il s'agit,
» n'ayant été ni connus, ni réclamés, ni approuvés
» par l'administration départementale, sont pu-

» rement personnels entre vous et les individus
» qui les ont reçus.

. » L'opinion du conseil-général pouvait être
» fondée en ce sens que l'administration locale
» n'aurait point été appelée à reconnaître l'utilité
» des soins que vous prenez à la conservation
» de ce fluide. Quant à moi, je pense qu'ils ne
» peuvent produire que des effets précieux pour
» l'humanité, et qu'il serait par conséquent à
» désirer que les praticiens fussent officiellement
» informés des ressources que vous leur offrez
» pour la propagation de la vaccine.

» Je ne puis toutefois que vous inviter à pré-
» senter à MM. les préfets de la Haute-Saône et
» du Jura vos observations sur les avantages que
» les départemens retirent ou peuvent retirer
» de vos soins, mais je verrais du moins avec sa-
» tisfaction que votre zèle et vos sacrifices ne
» demeurassent pas sans récompense.

» J'ai l'honneur, etc.
» Pour le ministre : le conseiller d'état directeur,
» DE BOISBERTRAND. »

Pour tranquilliser son Excellence, j'ai eu
l'honneur de lui écrire la lettre suivante :

Besançon, le 20 juin 1829.

« Monseigneur,

» Lorsque j'ai pris la liberté de prier son Excellence de vouloir bien me faire rembourser

une partie de mes frais pour conserver le vaccin à Besançon, j'ai cru y être autorisé par sa lettre de 1827 ; mais j'aime mieux continuer mes soins gratis, que de renouveler des réclamations près de MM. les préfets du Jura et de la Haute-Saône, puisque les premières ont été sans succès.

» Son Excellence me dit, dans sa lettre du 18 mai dernier, qu'il serait à désirer que les praticiens fussent officiellement informés des ressources que je leur offre pour la propagation de la vaccine. J'ai l'honneur de l'instruire que, depuis le 10 mai 1801, il est parfaitement connu que je n'ai pas négligé de répondre à une seule demande, et que j'ai déjà fait plus de dix mille envois dans les départemens de l'est et la Suisse. Ces départemens sont trop éloignés de la capitale pour que le vaccin qui y est envoyé réussisse toujours.

» Dernièrement, une dame de Besançon croyant que le vaccin venant de Paris exempterait mieux que celui que je possédais, en fit venir pour vacciner son enfant. Son médecin fit vingt piqûres qui ne furent suivies d'aucun résultat ; l'enfant fut revacciné avec le vaccin qu'on est venu me demander, et il a été préservé de la petite vérole.

» Dans le même temps, M. Montécaut, docteur en médecine à Langres, m'écrivit que, pour ne pas m'être importun, il avait demandé et obtenu deux fois du vaccin qu'il avait employé sans succès; qu'il me priait de lui en faire parvenir : peu de temps après, il me remercia de celui que je lui avais envoyé, et avec lequel il avait arrêté la petite vérole.

» Pour donner à son Excellence une idée de la publicité de la ressource qu'ont mes confrères dans le soin que j'ai de conserver le vaccin, c'est que je proteste ne point exagérer en affirmant que les demandes qui me sont faites sont journalières, et qu'il m'est arrivé quelquefois d'en faire jusqu'à dix envois dans un jour.

» Mon but, en écrivant cette lettre, a été de tranquilliser son Excellence sur le désir qu'elle a manifesté qu'il fût connu que je peux fournir du vaccin pour arrêter la petite vérole à toutes les époques possibles, et non de faire valoir mes services. Quand je devrais sacrifier ma fortune, je ne devrais pas être arrêté, et je crois que je mériterais d'être blâmé si, pour des peines et un peu d'argent, je laissais périr des milliers d'enfans. Ce que j'ai fait depuis vingt-neuf ans, je continuerai à le faire tant que mes forces me le permettront; je trouverai ma récompense dans ma propre satisfaction.

» J'ai l'honneur, etc. »

Pouvais-je chercher une autre récompense, après toutes les contrariétés que j'éprouvais ? Les particuliers, croyant que l'administration me dédommageait largement, ne craignaient point de joindre l'impertinence à l'ingratitude. L'administration, de son côté, croyant que la reconnaissance des administrés surpassait le bienfait, m'abreuvait de dégoûts que je me félicite d'avoir supportés, puisque j'ai pu recueillir des matériaux dignes d'être présentés à la savante Compagnie qui a accueilli mon mémoire d'une manière si honorable.

Je n'étais embarrassé que du choix des observations. La crainte de trop multiplier les faits, de rendre mon ouvrage trop long, m'a déterminé à ne citer qu'une partie des épidémies varioliques que j'ai arrêtées dans les trente années qui viennent de s'écouler.

Je terminerai cette introduction par l'histoire succincte de celle qui aurait fait de grands ravages dans les trois derniers mois de 1830.

Dans la note qui se trouve aux pages 15 et 16 de mon mémoire, je parle de l'apparition de la petite vérole dans une rue populeuse de Besançon, et je regarde cette maladie comme arrêtée après avoir atteint treize enfans, dont deux sont morts et un autre a perdu un œil.

Depuis ce temps, le mal s'est propagé; j'ai continué mes recherches, et le nombre de mes vaccinations s'est accru, sans cependant parvenir à les rendre générales; aussi, trente autres individus ont été atteints, et vingt en sont morts.

Un boulanger avait un enfant d'un an qui m'a été refusé pour le vacciner. Il a eu la petite vérole ; son père était dans l'invasion de la maladie, lorsque son enfant mourut ; au moment de l'événement, il éprouva une congestion au cerveau, qui l'enleva dans quelques heures. Son frère, âgé de 20 ans, sa sœur de 24, demeurant dans la banlieue, sont venus visiter les deux malades, ont été atteints, et sont morts les deux le même jour, à une demi-heure l'un de l'autre, le 6 novembre, l'un à midi et l'autre à midi et demi, 10me jour de la maladie : 3 frères, l'un de 8 ans, le 2me de 6 ans, et le 3me de 4 ans, dans la maison voisine du boulanger, sont morts dans la même semaine ; deux frères, dans la rue adjacente, sont morts à peu de distance ; un garçon de six ans est mort dans la maison voisine des précédens ; un autre, dans une rue plus éloignée, a été victime ; son frère, plus jeune, a eu la maladie et n'est point mort ; j'ai vacciné et exempté le troisième, âgé de 7 ans : un enfant de deux ans m'a été promis trois fois ; trois fois je l'ai attendu aux endroits désignés, mais inutilement ; le père lui a fait contracter la maladie ; il en est mort, et c'est avec peine que j'ai soupçonné qu'il y avait intention : le père et la mère avaient été vaccinés.

La petite vérole a été propagée ensuite sur tous les points, et a continué à faire des victimes : trois enfans l'ont eue dans deux maisons contiguës dans une rue séparée seulement par un pont, de la première où elle avait paru. Dans une autre plus éloignée, six l'ont eue, et deux sont morts, une fille de huit ans, ayant sa sœur vaccinée, et un garçon de six ans. Dans une autre rue plus distante encore, il est mort un enfant de 4 ans, et deux autres dans le voisinage de ce dernier. 700 vaccinations dans la ville et la banlieue ont diminué le nombre des sujets variolables.

Il n'est pas un seul malade qui n'ait habité et qui n'ait été soigné par des vaccinés depuis plus ou moins longtemps, et il n'est pas un seul exemple de maladie chez ces derniers.

Nous avons eu deux petites véroles volantes avec un caractère légèrement sérieux, la première sur une dame vaccinée; c'est la malade citée à la note de la page 32 : la seconde, sur une jeune fille de 18 ans qui n'avait pas été vaccinée, et qui ne peut être regardée comme exempte de la variole.

De la ville, la contagion s'est portée dans quelques communes voisines. Dans le village de Montfaucon, deux enfans ont eu la maladie, et un est mort au moment de la dessiccation. Instruit par le maire de cette apparition, je m'y suis transporté; j'ai vacciné vingt-neuf individus qui ont été tous préservés, parce qu'ils ont évité la fréquentation avec les malades.

C'est aussi en vaccinant plus de 1200 indivi-dus, dans différens endroits où la maladie a paru en 1830, que j'ai pu arrêter toutes les épidémies varioliques.

Partout la maladie était si terrible, qu'on ne comptait le nombre des malades que par celui des morts, et, sans la vaccine, elle aurait fait plus de victimes que dans aucune des années que j'ai citées comme meurtrières.

HISTOIRE IMPARTIALE

DE LA VACCINE,

OU

APPRÉCIATION DU BIEN QU'ON LUI ATTRIBUE

ET

DU MAL QU'ON LUI IMPUTE.

———◆———

> Funestus instar pestis.
> Stol., Aph. 513.

Il n'y a d'exempts de la petite vérole, que ceux qui ne vivent point assez pour la prendre, disait La Condamine. Tel était donc le sort du genre humain, en Egypte d'un temps immémorial, et en Europe depuis le commencement du 8ᵉ siècle, d'être sujet à contracter une maladie qui ruine la population, désole les familles et porte la terreur chez tous ceux qui ont à la redouter. Comment peut-on ne pas être enthousiasmé d'un moyen sûr de détruire cette peste? Quel est l'homme, ami de ses semblables, qui pourra regarder avec indifférence le préservatif de la plus cruelle maladie? Il n'en peut exister, s'il est prouvé que la vaccine exempte de la petite vérole, et c'est pour répondre aux vœux de la société d'Evreux, que je ferai connaître, 1° ses avantages pour les individus; 2° le bien qu'en retire la population ; 3° enfin , que j'examinerai les reproches qu'on lui fait , et les bases sur lesquelles ces reproches sont fondés.

CHAPITRE 1er.

DE LA VACCINE ET DE SES AVANTAGES POUR LES INDIVIDUS.

Quoique la vaccine ne soit connue parmi nous que depuis la fin du siècle dernier, il paraît que cette inoculation a été pratiquée bien antérieurement, dans quelques contrées du globe. M. Husson , dans son article *vaccine*, du Dictionnaire des sciences médicales , dit qu'on a découvert un ouvrage très-ancien, attribué à d'Hauvantori, médecin indou, où les règles à suivre pour cette inoculation sont tracées d'une manière très-claire.

« Prenez le fluide du bouton du pis d'une
» vache, ou du bras d'un homme entre l'épaule
» et le coude, sur la pointe d'une lancette, et
» piquez-en le bras, entre l'épaule et le coude,
» jusqu'à ce que le sang paraisse : le fluide se
» mêlant avec le sang, il en résultera la fièvre
» de la petite vérole.

» La petite vérole produite par le fluide tiré
» du bouton de la vache, sera aussi bénigne que
» la maladie naturelle; elle ne doit pas occa-
» sionner d'alarmes, et n'exigera pas de trai-
» tement médical. »

Il paraîtrait qu'en Europe la première idée de préserver l'homme par cette inoculation, a été conçue par M. Rabaut-Pommier, ministre protestant à Montpellier, en 1781. Ayant été frappé de ce qu'on confondait, dans le Midi, la petite vérole de l'homme et le claveau des moutons, sous le nom de *Picotte*; un agriculteur lui ayant dit aussi que cette maladie existait sur la vache, il observa au docteur anglais Pew, avec qui il dissertait sur l'inoculation, qu'il serait peut-être avantageux d'inoculer à l'homme la picotte de la vache, parce qu'elle était constamment sans danger. Le docteur Pew dit qu'aussitôt arrivé en Angleterre, il le proposerait à son ami Jenner.

Est-ce cette première idée qui a déterminé le docteur Jenner à s'occuper de cette inoculation? La chose est possible. Mais, quelle que soit l'origine de ses recherches, il a toujours rendu à l'humanité le service le plus signalé, en faisant les expériences nécessaires, en publiant ses observations, et en faisant connaître une découverte dont les avantages sont incalculables.

Un sujet vacciné ne peut contracter la petite vérole, lorsque la vaccine a eu lieu et qu'elle a parcouru régulièrement toutes ses périodes (1),

_____

(1) J'ai toujours pensé qu'un individu bien vacciné avait eu une petite vérole bénigne, par conséquent

c'est-à-dire lorsque, trois jours après l'insertion du vaccin (quelquefois plus tard), l'inflammation des piqûres commence; que le bouton, toujours

---

reconnu l'identité de la vaccine et de la petite vérole. Quelques médecins, il y a deux ans, ont cru en parler les premiers; mais il me suffira de citer les passages suivans, tirés de deux ouvrages que j'ai imprimés en 1808 et 1810, et ainsi conçus :

« Quant aux affections mêmes, elles ont la plus grande analogie; la seule différence est dans la lenteur de la marche de la vaccine et l'éruption générale qui a lieu dans la petite vérole.

Le virus varioleux introduit par inoculation dans la circulation lymphatique, y reste peu de temps sans produire quelque changement. Dès le second jour, on aperçoit, à l'endroit de l'insertion, une tache semblable à une piqûre de puce.

Le troisième jour, la tache augmente de largeur, et on sent une aspérité boutonneuse, si on passe le doigt. Cette tache est un bouton varioleux qui grossit dans la suite.

Le vaccin pénétrant plus difficilement, n'apporte aucun changement alors ; mais, sur la fin du troisième au quatrième, on aperçoit cette tache absolument semblable à celle qui a lieu après l'inoculation varioleuse ; l'aspérité se fait sentir au cinquième jour.

Du cinquième au septième, l'inoculé ressent une douleur sous l'aisselle; l'engorgement des glandes axillaires en est la cause.

Du septième au huitième, cet engorgement a lieu

déprimé dans son centre , croît lentement, et que , quatre jours après son apparition , il se forme une aréole , et ensuite une plaque inflammatoire à la base , pour disparaître progressi-

---

chez les vaccinés , et la douleur est quelquefois aussi vive que dans l'inoculation varioleuse.

Ordinairement, à la fin du septième , les symptômes de la fièvre se déclarent ; les boutons varioleux à l'endroit des piqûres augmentent et blanchissent , les douleurs des glandes continuent , et le mal-aise est général.

Sur la fin du huitième jour , le vacciné ressent un léger mouvement fébrile ; il se trouve faiblement abattu , et les douleurs sous l'aisselle se continuent.

Le virus varioleux produit à cette époque une éruption générale ; le vaccin , au contraire , borne son travail à l'éruption locale ; c'est dans ce moment que l'aréole et la plaque vaccinale ont lieu.

Si l'on borne son observation à l'endroit des piqûres du varioleux , on trouve , au neuvième jour , que l'inflammation s'étend avec vîtesse ; les noyaux phlegmoneux sont plus durs et plus douloureux ; ils sont placés sur une espèce d'efflorescence pâle , d'un écu de cinq francs de largeur.

Le dixième jour , chez le vacciné , la tumeur s'entoure d'une pareille efflorescence , quelquefois plus large encore ; la tumeur est très-forte , et il y a souvent douleur dans toute cette partie.

Les boutons du varioleux se dessèchent et forment une croûte qui tombe plus ou moins de bonne heure ;

vement après trois jours d'existence ; que le bouton est remplacé par une croûte brune, qui tombe du quinze au vingt, toujours à dater du

---

ceux du vacciné se dessèchent de même, et la chute a lieu du dix-huitième au vingt-cinquième jour.

C'est à l'époque du douzième jour que le travail de la vaccine est terminé, que l'efflorescence disparaît et que la dessiccation a lieu; c'est aussi à cette époque que les boutons venus à l'insertion varioleuse, sont en maturité. S'il est essentiel à la première maladie de borner là son travail, il ne l'est point à la petite-vérole : il lui arrive quelquefois d'être d'un pareil avantage, mais ces cas sont extrêmement rares. »

(*De la Vaccine et de ses avantages, pag.* 124 *et suiv.*)

« Il est une vérité incontestable, c'est que nous avons tous la disposition à contracter la petite vérole, tant que nous ne l'avons pas eue, et c'est pour cette raison qu'on a cherché à la rendre plus bénigne possible. L'inoculation avait atteint ce but en partie, mais la vaccine l'a atteint complettement. La vaccine est une vraie petite vérole bonifiée ; celui qui a eu cette affection peut dire qu'il a eu la maladie. La marche des pustules a tant de ressemblance, les effets sont tellement les mêmes, que celui qui ne voudrait pas sortir de son opinion, *qu'il est nécessaire d'avoir la petite vérole,* sera tranquille s'il veut s'en convaincre, ou s'il veut en croire ceux qui n'ont aucun intérêt à le tromper. »

(*Rapport au Préfet, pour* 1809, *pag.* 28).

commencement de l'éruption, en laissant une légère cicatrice régulière.

Celui qui a eu cette légère affection (1), est exempt de contracter une maladie terrible qui aurait pu le détruire, ou tout au moins qui l'aurait conduit aux portes du tombeau, en lui laissant souvent d'horribles traces ineffaçables de son existence.

Je n'emprunterai point d'exemples de l'efficacité de la vaccine : j'ai quatre-vingt mille sujets exemptés par moi, et je suivrai la chaîne de mes observations dès le 10 mai 1801 jusqu'à ce jour. La ville que j'habite (2) est de près de trente mille âmes ; c'est là principalement que j'ai arrêté les épidémies varioliques, et mes observations sont de la plus grande exactitude.

C'était au milieu d'une épidémie meurtrière dans la ville même, que je commençai mes vacci-

---

(1) Plusieurs médecins ont pensé qu'il fallait avoir plusieurs boutons de vaccine, pour être exempt de la petite vérole ; on est allé jusqu'à avancer qu'il fallait qu'il y en eût sur chaque bras : mais je puis affirmer qu'on est aussi exempt avec un seul bouton qu'avec un plus grand nombre, et si on est obligé de faire plusieurs piqûres, c'est pour être sûr d'en obtenir plus ou moins. Si une seule réussissait toujours, il serait inutile d'en pratiquer davantage.

(2) Besançon.

nations. Un certain nombre profitèrent du préservatif, et l'épidémie diminuait progressivement, à raison de l'augmentation des vaccinations ; je recommandais les fréquentations lorsque la vaccine avait parcouru ses périodes, et je n'ai pas eu un seul exemple de petite vérole survenue.

Au mois d'août de la même année, il y avait 18 malades dans un petit village peu éloigné ; je vaccinai 17 enfans sains, que je fis isoler pendant quatorze jours, et l'épidémie cessa.

En 1802, quatre-vingt-dix enfans vaccinés mirent fin à une épidémie commençante, qui déjà avait fait trois victimes sur dix malades, dans deux villages d'un population de 600.

En 1803, un père de quatre enfans, dont un vacciné, vit les trois premiers variolés et morts de cette maladie, dans une commune de 350 habitans.

En 1804, la maladie parut dans trois communes, et atteignit huit individus. En 1805 et 1806, deux épidémies commençantes furent arrêtées subitement par une vaccination générale.

En 1807, vingt sujets furent atteints dans la ville, et cinq périrent. Les vaccinations furent multipliées ; et cependant, en 1808, le nombre des variolés augmenta, puisqu'il y eut 218 malades, sur lesquels 61 périrent ; aucun vacciné ne fut atteint. Cinquante-six vaccinations arrêtèrent l'épidémie, dans une commune où déjà il y avait trois malades.

En 1809, le 26 février, je me transportai dans une commune où un enfant était gravement atteint ; 32 vaccinations furent pratiquées, et il n'y eut que ce seul malade.

Le 8 mars suivant, huit enfans avaient eu la maladie dans une autre commune ; deux étaient morts et un troisième aveugle ; vingt-cinq autres très-jeunes furent vaccinés et préservés.

Dans le mois de juillet même année, trois enfans eurent une petite vérole confluente, dans une commune à l'est. J'éprouvai les refus les plus formels de la part des parens, lorsque je me présentai pour vacciner. Je parvins, après trois jours, à persuader des effets salutaires de la vaccine, et l'épidémie n'eut pas lieu.

En février 1810, quatre enfans furent atteints dans une commune très-populeuse : les vaccinations furent générales, et il n'y eut qu'un cinquième enfant qui eut la maladie en même temps que la vaccine.

Le 8 mai même année, je pratiquai cent soixante-quinze vaccinations dans une commune de la montagne, où un garçon de six ans était péri et son frère était en danger. Il n'y eut que ces deux malades.

En 1812, il y eut quinze variolés et cinq morts dans la ville ; et en 1813, 61 malades et 16 morts.

En 1814, il y a eu 40 malades et 11 morts ;

la maladie a été presque stationnaire pendant les trois années.

En septembre, elle parut dans trois villages et dans une ville de 3000 habitans. Dans ce dernier endroit, cinq enfans furent atteints, un perdit un œil, et les vaccinations ne permirent à aucun nouveau sujet de prendre la maladie. Dans les trois villages, il y eut 23 malades, dont cinq payèrent le tribut. Les vaccinations ayant été générales, la contagion fut arrêtée.

En décembre même année, dans une ville de 900 ames, l'enfant unique d'un homme riche eut la maladie et mourut. Même démarche et même résultat.

En 1815, en avril, deux enfans et un adulte dans un village, deux enfans dans un autre, furent atteints ; un, qui avait été dans ce dernier endroit, prit la maladie, et il n'y eut que ces six malades pour les trois communes. En décembre, 35 vaccinations arrêtèrent l'épidémie qui avait commencé par faire six victimes dans un village de 800 habitans.

En 1816, cinq enfans furent atteints dans la ville, et il n'y eut point de victimes.

Deux l'ont été dans une commune de 150 habitans, six dans une de 700, un dans une autre de la même population. Ces deux dernières voisines. Les vaccinations ont été du quart de la population, et il n'y a eu aucun nouveau malade.

En 1817, quatre dans la ville ont eu la maladie, et elle n'a paru que dans une commune rurale, sur un adulte et trois enfans, pendant l'année.

En 1818, un seul enfant fut atteint dans un village de 178 habitans. La vaccine exempta les autres.

Dans le même temps, six enfans de la même famille furent atteints dans une commune de 411 habitans. Les vaccinés antérieurement et les nouveaux furent une barrière aux progrès du mal.

En 1819, 106 furent atteints dans la ville, et 34 périrent. Il y avait des vaccinés depuis dix-huit ans, et la maladie ne put attaquer que les enfans qui ne l'avaient point été.

En mars 1821, quatre frères eurent simultanément la petite vérole, dans la ville même : un mourut ; cinq autres la contractèrent dans la même rue, et un mourut. Les vaccinations furent multipliées et furent un obstacle invincible.

En janvier 1822, un enfant fut atteint dans une commune de 229 habitans : la plupart avaient été vaccinés ; je vaccinai ceux qui étaient nés depuis 1820, et il n'y eut que ce seul malade.

En 1823, nouvelles tentatives pour la ville : 103 malades, 14 morts.

Deux fortes communes ont eu chacune trois malades de la petite vérole, en avril même année : disparition de la maladie, d'après les vaccinations générales.

En septembre, trois enfans prennent la maladie, dans une commune de 658 habitans ; une petite fille de 2 ans meurt, une de 7 ans perd un œil, et là se borne le mal. « Ça été pour moi une
» grande peine, me dit M. le curé chez qui je
» vaccinai, d'enterrer un enfant mort de petite
» vérole ; depuis plus de vingt ans je n'avais pas
» vu un pareil malheur ; j'en ai fait reproche aux
» parens, et je suis content de ce qu'il ne pourra
» se renouveler. »

Dans le même mois, une fille de 16 ans eut la petite vérole, dans un hameau dépendant de la ville ; elle fut la seule atteinte.

En 1824, il y eut 54 malades et 16 morts dans la ville.

Trois, dans le mois de janvier, ont été atteints dans deux communes rurales ; huit autres dans une commune de 300 habitans. Une fille de 6 ans est périe, et une de 7 ans a perdu la vue. Toujours le mal fut arrêté par les vaccinations.

En novembre, une petite fille de 2 ans meurt de la petite vérole, dans une commune de 252 habitans. J'en fus instruit par M. le maire, et tous les variolables furent vaccinés et préservés.

En 1825, il y a eu cinq petites véroles et un mort dans la ville.

En avril même année, quatre malades et deux morts, dans l'espace de dix jours, dans une commune de 800 habitans. Trente-six enfans vaccinés évitent la contagion. Dix autres qui ne furent point vaccinés, ont eu la maladie, et cinq sont morts. Il y avait des vaccinés de 20 ans, et il y avait des mères vaccinées qui alaitaient leurs enfans malades.

Janvier 1826 : huit enfans ont été victimes, dans une commune de 400 habitans, sur vingt-quatre malades. Depuis bien des années j'en avais vacciné plus du tiers; mais depuis 6 ans, le zèle s'était ralenti. Trente autres non vaccinés me furent présentés, et la maladie cessa.

Une femme de 30 ans mourut de la petite vérole, et fut seule malade dans une commune de 300 habitans.

En 1827, il y a eu dans la ville 198 malades et 49 morts.

Dans le mois de mars, la maladie a paru dans une commune de 420 habitans : dans deux jours, six enfans sont morts, et il n'y a eu que quinze malades. Un père a perdu trois enfans dans le même jour. Le tiers de la population avait reçu les bienfaits de la vaccine, depuis 1804 à 1819, époque où ils sont tombés dans une apathie complète. Etant à quatre kilomètres de distance, j'ai refusé d'aller leur porter des secours, et leur ai promis de vacciner leurs enfans, s'ils me les apportaient. Ils ont craint le danger, m'ont conduit leurs enfans, et tout a été terminé.

Six enfans ont été victimes dans une commune du même canton : tous ceux qui avaient à craindre la maladie, furent vaccinés et préservés.

En 1828, la ville a été exempte de voir une petite vérole; mais il n'en a pas été de même pour les communes rurales.

Vingt ont eu la maladie, et quatre sont morts, dans un village de 500 habitans, au mois de février. Des individus de 20 et 30 ans, qui avaient refusé la vaccine, ont été atteints.

Au mois d'avril, une fille de 22 ans et trois enfans au-dessous de 3 ans, ont été victimes, dans un village où j'avais vacciné presque chaque année, depuis 1801. Un capitaine en retraite, père de cinq enfans, dont trois avaient été vaccinés, a vu les deux autres au moment de périr.

Au mois d'octobre, dans un village de 181 habitans, où tous les sujets étaient vaccinés, excepté six frères, tous les six ont eu la maladie, et quatre sont morts dans la même semaine.

Enfin, dans une commune de 500 habitans, trois victimes de petite vérole firent que je vaccinai cent individus qui craignaient la contagion, et qui ont été exemptés, ainsi que les vaccinés antérieurement.

En 1829, un seul enfant a été atteint dans la banlieue de la ville.

Un seul a été atteint et est mort dans une commune de 290 habitans, dont le plus grand nombre avaient été vaccinés, et tous les nouveaux nés le furent.

Dans une autre voisine, de 228 habitans, une fille de 17 ans a été atteinte, et elle fut la seule, à raison des vaccinés depuis plus de 25 ans, et des vaccinations qui furent pratiquées (1).

---

(1) Sans la vaccine, plusieurs épidémies de petite vérole auraient encore eu lieu en 1830. Dans le mois de mai, l'adjoint de Châtillon-les-Forges m'écrivit qu'un enfant de quinze mois venait d'étre atteint de cette maladie, et que ma présence devenait nécessaire pour arrêter la contagion. Je fixai le 26 pour un rendez-vous, et je trouvai 141 individus, tant de cette commune que de sept autres, assemblés pour recevoir le préservatif. Tous furent vaccinés, et, sept jours après, 64 autres me furent encore présentés, et aucun n'a été atteint.

Non loin de là, à Busy, pendant le mois suivant, une mère de quatre enfans, dont trois vaccinés, a vu aveuglé par la petite vérole celui qui ne l'avait point été. Les trois autres sont restés sans la moindre incommodité, ainsi que 40 que je suis allé vacciner.

A Burgille, deux enfans furent malades, dans le courant du même mois, et une vaccination générale dans ce village et dans sept autres du voisinage, arrêta la contagion.

A Besançon, la maladie a atteint sept enfans dans une seule maison d'une rue très-populeuse, à la fin du mois d'août. J'en avertis M. le Maire, qui, par un avis aux habitans, les engagea à recourir à la vaccine. Je vaccinai cinquante enfans les plus voisins ; mais

Je ne cite qu'une cinquantaine d'épidémies de petite vérole arrêtées par la vaccine, quoique le nombre soit bien plus considérable ; mais c'en est assez pour prouver que la quantité des sujets qui ont conservé la vie, la santé, et qui ont évité les suites d'une horrible maladie, est extraordinaire. Il n'est que quelques familles privées d'un certain nombre d'enfans ; tandis qu'elles seraient comptées par milliers, pendant les vingt-huit années qui viennent de s'écouler (1). Voyons les preuves particulières de son efficacité par cohabitation.

Je ne citerai pas les contre-épreuves faites pour s'en assurer ; tout ce qu'on a pu faire est assez connu ; mais je suivrai le même ordre de

---

quelques parens refusèrent encore, et il y eut six nouveaux malades. Une petite fille de trois ans, une d'un an, un garçon de deux ans, sont morts, et un garçon de 18 mois a perdu un œil. J'ai continuai les vaccinations autant qu'il m'a été permis de le faire, et la maladie a cessé.

La mère du premier enfant atteint avait été vaccinée dans son enfance ; elle voulait le faire vacciner aussi ; mais elle remettait toujours le moment de l'opération. Les trois quarts des habitans de cette même maison avaient aussi reçu le préservatif ; les seuls non vaccinés ont été atteints.

(1) Ce Mémoire a été envoyé en 1829 ; il n'y avait que 28 années révolues.

mes observations, pour prouver que la vaccine n'a point encore été en défaut.

En 1801, au milieu de l'épidémie variolique, tous les vaccinés qui ont pu parvenir au commencement de la dessiccation des boutons, ont été exemptés.

En 1803, un père qui avait un seul enfant vacciné et trois autres qui ne l'étaient pas, perdit les trois par la petite vérole, et ne conserva que le premier.

En octobre 1806, une petite fille que j'avais vaccinée en 1804, partit pour aller chez une tante qui avait un enfant du même âge, qu'elle n'avait pas fait vacciner. Cette dernière mourut: sa cousine ne la quitta pas, et elle ne fut pas même incommodée.

En 1807, la maladie parut dans quatre familles, dont une partie était vaccinée; ces derniers furent exempts.

En 1808, un domestique prit la petite vérole et se trouva au milieu de six enfans de la maison, tous vaccinés, et qui ont conservé leur santé.

Le 10 août de la même année, j'avais vacciné 149 enfans dans une paroisse de 4 communes; deux seuls ne l'avaient point été : tous deux eurent la petite vérole à la fin de l'année, un mourut, et tous les vaccinés restèrent sains.

En 1809, deux enfans d'un village qui n'avaient point été présentés à la vaccination générale qui

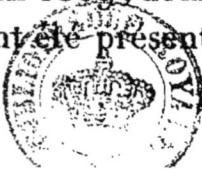

2

venait d'être pratiquée, prirent seuls la petite vérole et moururent.

En 1810, deux enfans ayant trois frères vaccinés, furent conduits aux portes de la mort par la petite vérole qui respecta leurs frères.

En 1812, une mère de six enfans, dont cinq vaccinés, vit le premier périr au milieu des autres, et ils habitaient tous la même chambre.

En 1814, une jeune fille de 14 ans, qui avait conduit elle-même sa sœur pour être vaccinée, trois mois auparavant, eut la petite vérole, et couchait avec sa sœur qui ne l'a point contractée.

En 1815, une jeune fille eut la petite vérole; elle avait quatre sœurs vaccinées : elle l'aurait été elle-même, si sa mère ne s'y était opposée lorsqu'elle allait se présenter pour recevoir l'opération; elle a été très-malade, et habitait constammment avec ses quatre sœurs.

En 1816, un jeune homme de 17 ans mourut, après avoir refusé constamment de se faire revacciner, la première opération ayant été sans succès : il a été le seul malade dans sa famille, où il y avait cinq vaccinés.

Il est un préjugé funeste; c'est qu'un enfant vacciné et qui n'a pas eu la vaccine, est exempt de la petite vérole.

Quelquefois le vaccin n'est point absorbé, et alors il est sans effet; d'autres fois, c'est la disposition du sujet qui ne se rencontre pas. Si c'est la première cause , une seconde ou une troisième vaccination répare la nullité de la première ; mais si c'est le défaut de disposition , il faut un peu plus de temps pour réussir. Cette disposition arrive tôt ou tard , et souvent il prendrait la maladie au moment où une nouvelle vaccination aurait été pratiquée avec fruit. Si trois vaccinations faites à de courts intervalles sont sans effet , il est bon d'attendre un peu plus longtemps ; mais il ne faut jamais rester dans une sécurité dangereuse pour l'individu vacciné ; car il n'est pas plus exempt, après avoir été vacciné vingt fois sans succès, que s'il ne l'eût pas été.

En 1817 , j'avais vacciné tous les enfans variolables, dans une commune située à deux myriamètres ; mais les adultes refusèrent le préservatif. Une mère a eu la petite vérole en allaitant son enfant , et celui-ci a été préservé , quoiqu'il eût touché et sucé un sein tout couvert de pustules.

Un père de quatre enfans , dans le village voisin , les avait fait vacciner , et n'avait pas voulu se soumettre à la vaccination ; il eut la maladie et en mourut.

En 1818 , une pauvre femme qui avait trois enfans vaccinés et deux jeunes jumelles qui ne l'étaient pas , vit une de ces dernières atteinte de petite vérole ; j'ai vacciné la sœur, qui a été constamment avec l'autre sur les bras de sa mère : les trois autres ont habité constamment la même chambre, et aucun n'a été incommodé.

En 1823, une femme dont j'avais vacciné un enfant en 1819, en eut un autre qu'elle ne voulut point faire vacciner; celui-ci mourut de la petite vérole.

Le quartier-maître de gendarmerie, père de six enfans, en avait deux non vaccinés qui ont eu la petite vérole la plus maligne; ils ont tous habité ensemble; aucun des quatre n'a été atteint. Dans la même année, un tailleur, père de six enfans, dont moitié vaccinés, a vu les trois autres atteints.

Un pâtissier avait un enfant de 2 ans atteint de petite vérole, et cet enfant a fait la maladie étant dans une pension où il y avait quatre vaccinés.

En 1824, deux garçons vaccinés, l'un de 7 ans et l'autre de 9, frères d'un varioleux et habitant avec lui, étaient au 2e jour d'une fièvre très-forte, lorsque je les vis pour la première fois; j'examinai leurs bras, et je trouvai des traces non équivoques d'une vaccination positive, quoiqu'ils eussent été vaccinés très-jeunes. J'assurai alors qu'ils n'auraient point la maladie, et en effet la fièvre cessa au quatrième jour, et sans éruption.

M. P....., avoué, père de quatre demoiselles, en avait une non vaccinée, et qui eut la petite vérole pendant le mois de juillet 1824. Elle fut soignée par sa sœur aînée, âgée de 16 ans, et qui avait été vaccinée dans son enfance. Celle-ci eut un accès de fièvre qui fit crier victoire aux antagonistes de la vaccine ; mais leur joie fut de courte durée, puisque, trois jours après, elle jouissait d'une santé parfaite.

En 1827, un cultivateur de la banlieue, père de quatre enfans, eut le plus jeune variolé et qui mourut : il fut le seul atteint ; les trois autres avaient été vaccinés.

Dans la même année, une femme vaccinée dans son enfance, et ayant fait vacciner ses trois premiers enfans, avait négligé ce moyen pour deux plus jeunes : celui qu'elle allaitait prit la petite vérole et fut très-malade ; le non vacciné le fut aussitôt ; je le fis éloigner pendant quatorze jours ; les trois autres enfans demeurèrent avec le malade, et aucun ne fut indisposé. Si je citais tous les faits qui se sont présentés dans ma pratique, je n'augmenterais pas les preuves, et je serais loin de rendre ce mémoire plus intéressant ; je dois donc me borner à ce petit nombre de faits, et, ce qu'il y a de plus positif, ce sont les 198 malades de 1827 qui tous ont eu la maladie au milieu de 10,800 vaccinés, puisque le nombre était de 16,200 dans la ville, depuis 1800 à 1827. Et en supposant qu'il n'en restait plus que les deux tiers, c'était avec près de 11,000 préservés par la vaccine, qu'ils habitaient (1).

_____

(1) La femme Petit, rue de Battant n° 75, avait,

Ce n'est pas qu'on n'ait voulu citer des petites véroles après la vaccine ; on en avait cité après l'inoculation ; on avait cité des récidives naturelles ; on ne pouvait faire autrement que de la trouver où elle n'existait pas. Il est une petite vérole volante où, dans des cas extraordinaires, l'invasion et les symptômes paraissent tellement semblables à ceux de la vraie variole, qu'on les regarderait comme identiques ; mais la marche est plus prompte, les pustules affluent à la peau presqu'en même temps, et la marche postérieure fait sortir du doute où l'on pourrait être de prime-abord ; c'est ce qui est arrivé dans la dernière épidémie de Marseille, et la petite vérole volante est parfaitement décrite dans le compte

en 1822, cinq enfans ; elle fit vacciner les quatre plus jeunes, et elle croyait que l'aîné avait eu la petite vérole : l'éruption avait été forte, l'enfant avait été très-malade, et il y avait quelques gravures sur la figure ; je crus moi-même qu'il était inutile de le vacciner. En 1827, elle avait trois autres enfans qu'elle avait négligé de faire vacciner, et tous trois prirent la petite vérole. L'aîné (c'était une jeune fille de 12 ans, qui sans doute n'avait eu qu'une petite vérole volante), prit aussi la maladie ; elle mourut, ainsi que deux autres cadets ; cette femme n'en conserva qu'un des trois derniers, et les quatre vaccinés en 1822 n'ont pas éprouvé un quart d'heure d'indisposition, sans avoir quitté les malades.

rendu par la Société royale de médecine, dans le parallèle de la variole chez les non vaccinés et chez les vaccinés. Après la première période, les symptômes cessaient d'être les mêmes, et la maladie continuant chez les non vaccinés pour constituer la troisième période, les vaccinés étaient complettement guéris (1).

---

(1) Le siège de la varioloïde est immédiatement au-dessous de l'épiderme, qui seul est soulevé par la matière purulente.

Celui de la petite vérole est dans le corps de la peau, et de là dérivent les grandes différences qui existent entre l'une et l'autre affection.

Dans la varioloïde, les boutons sont ronds, sans dépression, et offrent une mollesse remarquable ; ils se manifestent d'une manière irrégulière peu d'instans après l'invasion de la maladie : elle est ordinairement sans danger.

Dans la petite vérole, les boutons sont plus ou moins aplatis ; ils sont déprimés au centre ; ils sont durs ; l'éruption se fait d'abord à la face, puis à la poitrine, aux bras, aux jambes, et ce n'est qu'après 3 ou 4 jours de fièvre ou autres symptômes généraux. Souvent elle est dangereuse seule et isolée, toujours quand elle est compliquée.

Dans la varioloïde, l'éruption, la suppuration, quelquefois même la dessiccation, se confondent : la peau n'est point phlegmoneuse ; les intervalles respectés par l'éruption sont dans l'état normal ; en

C'est avec cette maladie connue depuis des siècles, qu'on a fait la varioloïde. Je l'avais observée déjà sur des inoculés et sur des varioleux, avant la découverte de la vaccine ; j'avais vu la maladie survenir sur des sujets tranquillisés comme ayant été déjà atteints ; et Sydenham, avant nous, l'avait décrite d'une manière bien positive. Après avoir parlé de la variole qui n'épargne personne, il ajoute : *Neque tamen eximuntur illi, quos adulterinum variolarum genus aliquod, ad hunc morbum nihil attinentium, prius obsederit. Duplex est harum species (ut et variolarum, quæ quibuslibet annis infestant), vel sunt enim distinctæ, vel confluentes ; quæ licet essentialiter, ut aiunt, non differant, per illustriora tamen quæ hanc comitantur speciem, illam verò non item haud difficulter ab invicem discriminantur.* Sect. tertia, cap. 2.

Wanwieten, après avoir dit qu'il ne croit pas

---

général, tout est terminé dans huit, dix ou douze jours.

Dans la petite vérole, chaque période est bien marquée, bien distincte ; chacune d'elles est ordinairement de 4 jours, ce qui fait durer la maladie environ vingt ou vingt-quatre jours. La peau est gonflée, phlegmoneuse ; les symptômes inspirent la crainte ; la maladie se juge souvent par des abcès, la perte de quelque sens, quelquefois par la mort.

à la récidive de petite vérole., quoiqu'il eût connu
plusieurs personnes affirmant qu'elles l'avaient
eue jusqu'à quatre fois , *millies audivi homines
narrantes quod bis, ter , imò quater, variolas passi
fuisse* , dit qu'il a vu trois espèces de petites
véroles volantes : *Notum est omnibus practicis ,
occurrere aliquoties tales morbos , qui , primâ
fronte , genuinis variolis non dissimiles , à minùs
peritis hoc nomine vocantur , à medicis autem variolæ spuriæ solent vocari. Triplicem talium pus-
tularum speciem observavi.* (Aph. 1341).

Zuinger , médecin de Bâle , n'appela-t-il pas
petite vérole bénigne la varicelle la mieux caractérisée , et ne crut-il pas avoir soigné des varioles
très-douces, en 1712? ce dont il fut détrompé
l'année suivante (1713), 'lorsqu'il vit les mêmes
sujets qui avaient été malades, être atteints d'une
vraie variole d'un mauvais caractère (1).

_____

(1) Je ne peux omettre l'opinion de Stol sur ces
petites véroles volantes qu'il s'efforçait de ne pas
laisser confondre avec la vraie maladie.

*Differt ab aliâ specie variolarum, non contagio-
sarum, ut ut subindè popularium : has spurias appel-
lant,* veris quandoquè simillimas : *undè variolarum
bis habitarum fortassè historiæ.* Aph. 514.

Je citerai le passage suivant du discours de M. le
professeur Moreau, à l'Académie royale de médecine, le 28 mars 1826.

« Nous ne finirions pas, si nous voulions faire

L'officier St.-Aldegonde, qui avait eu la petite vérole naturelle à Nancy, en 1787, et qui eut une petite vérole volante confluente trois mois après, ne fit-il pas croire, pendant quelques momens, à la possibilité d'une récidive? il n'y avait de différence avec la petite vérole que la marche plus rapide et les boutons plus élevés en pointe. (Valentin, Traité de l'inoculation).

Un ancien procureur au parlement de Besançon m'a assuré avoir eu une petite vérole volante confluente dont il fut gravé, à l'âge de 10 ans, et

---

connaître toutes les méprises et les erreurs auxquelles ont donné lieu les variétés de fausse petite vérole. Nous citerons un fait connu de toute la France, et que nous empruntons de l'excellent mémoire que M. Dupuy, de Bordeaux, vient d'adresser à l'Académie, sur la varioloïde.

Louis XV fut attaqué, vers la fin du mois d'octobre 1728, d'une maladie qui avait tant d'analogie avec la petite vérole, que ses médecins, Dumoulin, Sylva et Falconnet le fils, déclarèrent que le Roi était atteint de cette maladie : par suite de cette conviction, on négligea de prendre les précautions convenables pour garantir le monarque de la contagion varioleuse, et personne n'ignore que ce prince mourut, en 1774, de la variole, quarante-six ans environ après la première maladie.

Si on compare, comme le fait M. Dupuy, la description de la maladie de Louis XV, que l'on trouve avoir eu la figure cicatrisée par la variole, qui le conduisit près de sa perte, deux ans après.

J'ai vu, en 1827, deux demoiselles, l'une de 37 ans et l'autre de 35, mourir de la petite vérole, après avoir refusé de se faire vacciner, parce que, disaient-elles, elles avaient eu cette maladie dans leur jeunesse; leurs parens en étaient convaincus. Elles n'avaient eu qu'une petite vérole volante, ayant quelques caractères de la variole, ce qu'on nomme aujourd'hui *petite vérole bonifiée*, et qui est la même qui existait en même temps que l'autre, de temps immémorial.

---

consignée dans le Mercure de France, du mois de novembre 1728, page 2542, sous le titre de convalescence du Roi, avec la marche des éruptions observées chez les sujets vaccinés, et que l'on regarde comme une variole modifiée par la vaccine, on sera frappé de la ressemblance : même invasion, même éruption, dessiccation prompte, et terminaison complète en 12 ou 15 jours.

Un siècle presqu'entier s'est écoulé entre la maladie qu'éprouva Louis XV en 1728, et celle qu'éprouva, à Bordeaux, en 1821, un malade nommé Bosquiat, sujet vacciné; et l'analogie est si grande, qu'il faudrait voir les choses avec prévention pour ne pas en reconnaître l'identité.

Si l'éruption qu'a éprouvé M. Bosquiat est une petite vérole modifiée par la vaccine, par quelle cause a été modifiée celle qu'éprouva Louis XV?

C'est aussi celle qui a été observée par moi chez les vaccinés.

En 1801, un enfant de trois ans, que j'avais vacciné dans le mois de juin, passait pour avoir la petite vérole, à la fin de juillet même année. Accompagné de deux de mes confrères, je me transportai pour vérifier le fait; mais il n'avait qu'une éruption légère, non accompagnée de fièvre, et la dessiccation commençait, quoiqu'au sixième jour seulement. Notre soin fut de tranquilliser la mère, qui reconnut qu'elle avait été induite en erreur.

Dans la même année, deux frères, l'un de trois et l'autre de quatre ans, étaient cités comme preuves de la non efficacité de la vaccine, qu'ils avaient reçue quatre mois auparavant. Ils avaient eu l'un et l'autre un léger accès de fièvre, suivi d'une éruption générale de boutons qui séchaient peu après leur sortie, et qui étaient succédés par d'autres d'une courte durée.

Un garçon de 17 mois, même année, vacciné le 17 août, eut une forte fièvre de deux jours, suivie d'une éruption pustuleuse, en décembre 1803. Cette éruption commença sur les épaules; les pustules grossirent, se remplirent d'une sérosité jaunâtre, et se séchèrent promptement. On prononça que c'était la petite vérole. Appelé pour lui donner mes soins, je n'eus pas de peine à faire avouer à l'officier de santé qui avait jugé la maladie, qu'il s'était trompé.

Une jeune fille de 18 mois, vaccinée en septembre 1805, eut, en mars 1806, une petite
vérole volante qu'on regardait comme la variole;
mais le médecin qui lui donnait ses soins m'affirma
que l'éruption avait paru après une fièvre de
courte durée, et que la dessiccation était très-
prompte.

Le 17 février 1807, une mère de deux enfans
que j'avais vaccinés en 1803, vint chez moi vomir
des injures contre la vaccine, et surtout contre
moi, parce que, disait-elle, j'avais trompé sa
confiance lorsqu'elle m'avait permis de vacciner
ses enfans qu'elle disait atteints d'une petite vérole dangereuse.

Cette femme demeurait à près d'une lieue de
la ville, et ne s'attendait pas à ma visite lorsqu'elle serait retournée chez elle. Je m'y rendis
cependant dans la même journée, et lui démon-
trai clairement et facilement qu'elle n'avait eu
qu'une terreur panique. Les deux agonisans
n'ont réellement été malades que vingt-quatre
heures; l'éruption avait été de courte durée, et
l'année suivante cette femme m'apporta un nou-
vel enfant à vacciner.

En août 1807, deux frères vaccinés en 1806
eurent une petite vérole volante, caractérisée
par une fièvre de 22 heures, et une éruption
générale d'une marche très-accélérée. Le père
était convaincu qu'ils avaient la variole, parce

que, disait-il, il en avait lu la description dans Tissot, et qu'elle était conforme. Je fus obligé de m'adjoindre quelques confrères pour parvenir à le dissuader.

En 1808, deux enfans eurent une pareille maladie à celle des précédens : ils avaient été vaccinés deux ans auparavant, et on cherchait à persuader de l'existence de la variole.

Un jeune homme de 16 ans, ayant sur les deux bras les traces les plus apparentes d'une ancienne vaccine très-régulière, eut, en 1809, un accès de fièvre de trente heures, fut ensuite dans le commencement d'une éruption générale, que les voisins nommèrent petite vérole. Appelé par le médecin pour constater le fait, nous n'avons pu reconnaître la maladie dans une éruption dont la dessiccation était complète le 9me jour.

En août 1810, je fus voir trois enfans vaccinés, qui étaient soignés pour une petite vérole, et leur maladie n'a été qu'une éruption de trois jours.

En août 1823, un particulier écrivit au Préfet que son fils, âgé de 17 ans, vacciné dans son enfance, avait la petite vérole : je fus chargé de vérifier le fait ; ce que je fis, accompagné de deux confrères.

Nous trouvâmes ce jeune homme ayant eu des pustules en grande quantité, sur la figure et les mains. Celles de la figure étaient en grande partie

desséchées et remplacées par des croûtes jaunâtres ; celles des mains et des bras se dessé-
chaient. Nous avons trouvé sur les mêmes parties
quelques autres pustules très-petites et qui séchaient en paraissant. Le jeune homme était sans
fièvre et sans douleur. C'était le 15 que nous le
vimes.

Il nous dit qu'il avait ressenti quelques co-
liques et un léger mal de tête, le 6 au matin ;
que cependant il avait encore travaillé pendant
le premier jour, et qu'il n'était au lit que depuis
sept jours ; que le lendemin avait paru une quantité considérable de boutons qui avaient augmenté en grosseur et avaient commencé à se
dessécher trois jours après leur sortie. Tout ce
travail fait en neuf jours ne pouvait constituer le
temps nécessaire pour une dessiccation de petite
vérole, qui en aurait demandé au moins 18 pour
être au même point, si c'eût été la vraie maladie :
il aurait eu des symptômes plus graves, tels que
vomissemens dans le principe, tuméfaction de
la tête pendant l'éruption, etc. ; et le père de-
meura convaincu que son fils n'était atteint que
d'une fausse petite vérole.

En 1824, dans un village à 8 kilomètres, je
trouvai une fille de 14 ans, couverte de pustules très-grosses, et elle était au cinquième jour
de maladie. Ces pustules blanchirent le sixième,
la dessiccation fut faite le neuvième, et les croûtes

tombèrent par écailles les jours suivans. Malgré cette marche, on regardait cette affection comme la vraie petite vérole, et il a fallu la faire comparer avec la maladie même, pour convaincre de l'erreur.

J'avais vacciné, en 1817, le fils d'un apothicaire. En 1827, il eut une petite vérole volante dont l'éruption a paru après quarante heures de fièvre, et dont les boutons remplis de sérosité, étaient à leur grosseur le 6me jour, pendant que d'autres paraissaient seulement. La dessiccation de tous fut complète le 9me jour. Cependant le bruit se répandit partout que l'enfant était atteint de variole. Je fis voir le malade par sept autres médecins, et sur ce nombre deux sont restés convaincus qu'il avait eu réellement la maladie (1).

De tous ces faits il résulte qu'un individu vacciné est exempt pour toujours de la petite vérole; que s'il arrive une éruption avec fièvre ou sans fièvre, cette éruption ne peut passer pour la

(1) Dans le mois de septembre 1830, Madame Rubeinstein, épouse du ministre israélite, eut, après deux jours d'une fièvre très-intense, une éruption de petite vérole volante confluente. Cette maladie eut la marche de la petite vérole jusqu'au septième jour, époque où la dessiccation commença. Les places des boutons étaient élevées après la chute des croûtes : la peau a repris sa couleur naturelle quelques jours après; ce qui n'arrive jamais après la variole.

variole, puisqu'en l'examinant attentivement, on ne rencontrera jamais tous les caractères particuliers à cette maladie.

Quelques praticiens ont pensé qu'il fallait revacciner tous les dix ans. Je ne sais sur quoi est fondé leur raisonnement ; mais je sais qu'on est aussi exempt après vingt-cinq ans qu'après dix jours. Je sais aussi qu'on ne peut donner deux fois la vraie vaccine au même individu, puisque j'ai pratiqué cette seconde opération sur plus de trois cents sujets, sans obtenir un seul bouton régulier ; j'ai fait au moins vingt fois cette expérience sur moi-même.

Il est donc constant que la vaccine est un bien inappréciable pour les individus, puisqu'elle les exempte de la plus cruelle maladie connue jusqu'à ce jour.

CHAPITRE 2.

LA VACCINE EST UN BIEN POUR LA POPULATION.

Le nombre des calculs faits pour connaître les effets de la petite vérole est infini, et on est resté jusqu'à présent sans avoir un résultat certain. La plupart des écrivains disent que les décès par la petite vérole forment le quatorzième de la totalité. La Condamine disait que cette maladie décimait le genre humain, et ces différentes opinions n'ont pu être prouvées. J'ai pensé que,

pour donner des résultats positifs, il suffirait
d'empêcher la petite vérole dans un pays où elle
était presque stationnaire ; de comparer les décès
qui avaient lieu pendant son règne, avec ceux
des années passées depuis sa destruction. Je me
suis occupé de ce travail, et je crois avoir résolu
une question débattue parmi les savans depuis
1760 jusqu'à ce jour. *Quel est le nombre des morts
par la petite vérole, sur une quantité quelconque
de naissances ?*

En effet, dans plusieurs villes on a fait un
relevé des morts par la petite vérole ; on les a
comparés dans le nombre des décès en masse,
pour en connaître le rapport ; mais on ne pouvait
atteindre complettement le but proposé ; tandis
que, par la destruction de la maladie, le rapport
est plus positif, et se trouvent éclaircies toutes
les questions proposées dans le savant ouvrage
de M. Duvillard.

« Quels sont, dans tel pays, la loi de mortalité
et le nombre des personnes vivantes à chaque
âge dans l'état naturel ? quel est le nombre de
celles qui n'ont pas eu la petite vérole ? parmi
celles-ci, combien y en a-t-il de chaque âge qui
la prendront dans l'année ? de celles-ci, combien
en meurt-il à chaque âge ? parmi les morts de
maladies autres que la petite vérole, combien
y en a-t-il de chaque âge qui n'ont pas eu cette
maladie ? quelle est la loi de mortalité pour ceux

qui ont eu la petite vérole, ou qui en ont été mis à l'abri? quel serait le nombre des survivans à chaque âge, si l'on vaccinait dorénavant tous les enfans qui naîtront? si actuellement toutes les personnes qui n'ont point eu la petite vérole étaient vaccinées, quel serait, dans l'année, le nombre des morts de chaque âge? parmi le nombre des individus de chaque âge qui seraient préservés de la petite vérole par la vaccine, combien y en aurait-il qui, dans le courant de l'année, ne seraient point emportés par d'autres maladies? quelle est la vie moyenne dans l'état variolique, ou de ceux qui en sont à l'abri? quelle est la probabilité que celui qui a eu la petite vérole ou qui a été vacciné, survivra à celui qui reste exposé à cette maladie? si l'on vaccine tous les enfans au berceau, quel sera, dans la population, le nombre des sauvés, et de combien d'années la vie de ceux qui étaient destinés à mourir de la petite vérole, sera-t-elle augmentée? enfin, sous un bon Gouvernement, stable, et dans un pays où toutes les terres n'étant pas encore mises dans leur plus grande valeur, laisseraient de la place à une population plus nombreuse, où les hommes seraient encouragés au mariage par les facilités qu'ils trouveraient à soutenir leurs familles, quels seraient, au bout d'un laps de temps déterminé, la population et le nombre des personnes existantes à chaque âge, si l'on parvient à rendre nulle cette cause de destruction ? »

Daniel Bernoulli, pour prouver les heureux effets de l'inoculation, avait entrepris un travail analogue ; mais il n'avait que des hypothèses, et cependant il obtint des résultats un peu rapprochés de la vérité. Dalambert, par esprit de chicane, réfuta les hypothèses de Bernoulli, et fit une critique sévère de ses calculs, parce qu'ils n'étaient pas basés sur des données certaines.

M. Duvillard démontre que la probabilité de prendre la petite vérole ou celle d'en mourir à un âge quelconque, étant donnée, les probabilités de l'un ou l'autre événement, à chaque âge, sont subordonnées à cette première ; qu'elles peuvent être déterminées par le seul rapport donné du nombre des morts de petite vérole au nombre des morts d'autres maladies, d'un âge à l'autre.

M. Duvillard prend pour base de ses calculs, les observations faites sur la mortalité par là petite vérole à Genève, Londres, Edimbourg, Berlin, Leipsick, Vienne, Breslau et Lebus ; mais ces bases ne peuvent être de la plus grande exactitude, car, en supposant que tous les morts par la petite vérole soient bien indiqués, il n'y aura que les individus morts pendant le cours de la maladie ; ceux qui sont péris des suites seront loin d'être mis sur son propre compte, et le nombre en est considérable.

Cependant les probabilités d'avoir ou de mourir de la petite vérole qu'il indique, quoique loin d'être appréciées à leur juste valeur, font déjà connaître le danger de cette maladie.

D'après lui, il y a un à parier contre un qu'un enfant naissant prendra la petite vérole dans l'espace de dix ans.

Un contre un que, s'il est existant à l'âge de six ans et demi, il aura eu la petite vérole.

S'il doit prendre la petite vérole, il y a un contre un à parier qu'il l'aura dans l'espace de quatre ans et huit mois.

Et s'il doit en mourir, il y a un à parier contre un qu'il en mourra avant l'âge de deux ans.

Mais s'il doit mourir de maladie sans avoir eu la petite vérole, il y a un contre un à parier qu'il mourra avant l'âge d'un an.

D'après ces probabilités, il admet que la petite vérole devait faire périr annuellement 85,685 individus sur une population de 28,763,192, mais qu'en empêchant la petite vérole, il y aurait 8,470 morts d'autres maladies : la vaccine conserverait donc chaque année 77,215 individus.

Ce nombre serait déjà un grand bénéfice ; cependant il est encore loin de la vérité, et j'ai cru, comme je l'ai déjà dit, que, dans un pays où l'on empêcherait les épidémies varioliques pendant un certain nombre d'années, on aurait plus sûrement le total des morts par la petite vérole, en comparant ces années avec un pareil nombre d'années antérieures, surtout si aucune autre cause n'a pu occasionner une augmentation de décès dans les premières, ni une diminution dans les dernières.

C'est ce travail que j'ai l'honneur d'offrir aujourd'hui dans le tableau ci-joint.

La population de la ville que j'habite était, d'après le recensement fait en 1810, de 26,400 ; en 1826, elle se trouvait de 28,795, et aujourd'hui elle doit être de près de 30,000.

Les naissances varient de 800 à 1100, et les décès ont été de 800 à 1400 avant la vaccine, et depuis la vaccine de 750 à 1200. Le cadre n° 1 montre les naissances pendant les 28 années avant la vaccine, et le n° 2 les naissances pendant les 28 dernières années. Différentes circonstances les avaient diminuées pendant plusieurs années, et infailliblement la population aurait été réduite sans la vaccine. Mais depuis 1825 elles augmentent sensiblement et elles augmenteront encore nécessairement.

. Le cadre n° 3 montre les décès par âges pendant les 28 années avant la vaccine. On voit que la petite vérole était presque stationnaire. Si cette maladie n'eût point existé, le terme moyen des décès au-dessous de dix ans aurait été, d'après les naissances et d'après ce que nous avons obtenu depuis la vaccine, de 363 $^{27}/_{28}$, et il se trouve de

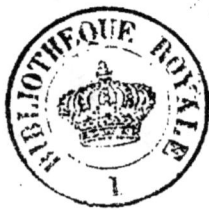

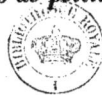

N° 1. — Naissances pendant les vingt-huit ans avant la vaccine.

ANNÉES.	1774	1775	1776	1777	1778	1779	1780	1781	1782	1783	1784	1785	1786	1787	1788	1789	1790	1791	1792	1793	1794	1795	1796	1797	1798	1799	1800	1801	TOTAL	TERME MOYEN.
NOMBRES.	1019	1005	1071	1098	1040	1106	1043	1034	1079	1016	1040	1134	1074	1087	1076	999	966	1056	960	1074	926	1011	857	1115	1127	1117	999	1079	29208	1043 $\frac{1}{7}$

N° 3. — Décès, par âges, pendant les vingt-huit ans avant la vaccine.

ÉES.	Au-dessous d'un an.	D'un an à deux.	De deux à trois.	De trois à quatre.	De quatre à cinq.	De cinq à six.	De six à sept.	De sept à huit.	De huit à neuf.	De neuf à dix.	TOTAUX au-dessous de dix ans.	De dix à quinze.	De quinze à vingt.	TOTAUX au-dessous de vingt ans.	TOTAUX au-dessus de vingt ans.	TOTAUX par années.	SUJETS présumés atteints de petite vérole.	PRÉSUMÉS morts de petite vérole.	OBSERVATIONS.
74	181	133	30	41	19	16	10	7	7	7	507	12	14	557	415	972	400	100	Quoique je ne porte les décès par la petite vérole en 1776, par analogie avec 1801, qu'à 410, je dois faire observer que les Médecins qui exerçaient à cette époque m'ont assuré qu'il était mort plus de 600 enfans dans le cours de cette année, seulement par le fait de cette maladie.
75	176	139	37	23	14	10	12	9	6	4	472	12	8	514	446	960	50	12	
76	152	148	64	55	45	52	36	34	26	26	791	12	12	831	393	1224	1640	410	
77	129	109	30	26	15	16	14	13	10	8	441	10	6	466	368	834	200	80	
78	115	112	23	20	6	6	4	2	4	3	331	10	4	359	480	859			
79	144	136	55	53	21	19	12	9	8	6	519	8	7	549	478	1027	440	150	
80	141	140	21	20	12	11	9	9	3	3	387	8	9	420	576	996			
81	143	141	40	37	16	15	14	4	6	3	456	7	8	487	504	991	160	45	
82	159	150	36	35	14	11	16	13	11	11	533	8	9	567	512	1079	560	140	
83	151	140	43	42	31	29	17	14	16	15	622	11	9	658	571	1229	230	250	
84	149	141	44	42	17	13	11	11	10	11	526	7	5	548	528	1076	480	160	
85	180	150	53	50	40	36	18	19	16	16	703	9	8	728	616	1344	1300	400	
86	150	120	39	36	14	13	11	7	6	6	442	6	6	466	512	978	40	15	
87	140	119	37	38	16	15	5	4	6	4	427	6	6	447	550	997			
88	170	169	45	46	20	17	16	10	9	6	581	9	10	614	529	1143	800	260	
89	178	166	42	47	17	16	14	12	12	10	583	10	7	611	588	1199	600	200	
90	127	121	42	37	12	10	9	7	7	6	435	9	9	461	351	812	40	10	
91	119	116	39	40	15	11	12	10	7	6	431	10	5	458	376	834			
92	120	116	43	40	21	25	20	19	12	8	507	12	8	546	525	1071	400	150	
93	162	170	41	36	19	28	15	15	20	13	598	8	13	651	575	1226	830	260	
94	152	152	43	61	21	22	24	20	17	10	650	9	19	759	650	1409	830	260	
95	210	146	40	41	24	20	20	16	12	10	611	12	9	649	569	1218	820	265	
96	145	150	38	32	12	13	15	13	8	6	471	10	6	499	377	876	200	80	
97	146	125	31	38	10	10	7	3	4	3	392	4	6	411	379	790			
98	140	127	40	37	13	13	10	6	8	5	451	11	10	487	404	891	160	65	
99	155	135	51	48	23	22	12	16	13	9	488	11	9	528	436	964	400	100	
00	138	137	80	73	48	43	34	30	30	27	773	12	13	545	473	1018	480	160	Les sujets atteints et morts de la petite vérole en 1801 ont été comptés avec le plus d'exactitude possible.
01												19	13	834	480	1314	1000	406	
	4237 3816	1186 1141	556 552	415 367	300 272	233 314	192 198	187 181	154 133	119 135	14568	260 257	208 248	15541	13770	29311	11710	5958	
	8053	2327	1088	782	572	447	390	368	287	254		517	456						
	287 $\frac{7}{28}$	83 $\frac{1}{28}$	38 $\frac{24}{28}$	27 $\frac{26}{28}$	20 $\frac{12}{28}$	15 $\frac{27}{28}$	13 $\frac{26}{28}$	13 $\frac{4}{28}$	10 $\frac{7}{28}$	9 $\frac{2}{28}$	520 $\frac{4}{28}$	18 $\frac{13}{28}$	16 $\frac{8}{28}$	555 $\frac{1}{28}$	491 $\frac{22}{28}$	1046 $\frac{23}{28}$	418 $\frac{6}{28}$	141 $\frac{11}{28}$	

N° 5. — Termes moyens qu'on aurait eus, sans la petite vérole, d'après ceux obtenus pendant les vingt-huit ans écoulés depuis la vaccine.

Dans la première année.	D'un an à deux.	De deux à trois.	De trois à quatre.	De quatre à cinq.	De cinq à six.	De six à sept.	De sept à huit.	De huit à neuf.	De neuf à dix.	De la naissance à dix.	Perte par la petite vérole.	Perte pour 28 ans.
175 $\frac{6}{28}$	73 $\frac{5}{28}$	30 $\frac{12}{28}$	21 $\frac{2}{28}$	15 $\frac{18}{28}$	11 $\frac{17}{28}$	10 $\frac{1}{28}$	11 $\frac{8}{28}$	8 $\frac{14}{28}$	7 $\frac{5}{28}$	363 $\frac{27}{28}$	156 $\frac{9}{28}$	4377

* Ce terme moyen prouve que les pertes par la petite vérole, portées à la dernière colonne du cadre N° 3, ne sont point exagérées.

N° 7. — Jeunes gens appelés à fournir le contingent pendant les huit ans avant l'influence de la vaccine.

ANNÉES.	1813	1814	1816	1817	1818	1819	1820	1821	TOTAL.	TERME MOYEN.	OBSERVATIONS.
NOMBRES.	175	187	162	192	179	207	194	184	1480	185	Je n'ai pu faire mention des jeunes gens de 20 ans en 1815, parce qu'il n'y a pas eu de levée pour cette année.

N° 9. — Mariages avant l'influence de la vaccine.

Vaccine et les vingt-huit ans qui se sont écoulés depuis que cette méthode a pu empêcher le retou
it. **BARREY, Docteur en Médecine.**

(Pag. 38

N° 2. — Naissances pendant les vingt-huit ans depuis la vaccine.

ANNÉES.	1802	1803	1804	1805	1806	1807	1808	1809	1810	1811	1812	1813	1814	1815	1816	1817	1818	1819	1820	1821	1822	1823	1824	1825	1826	1827	1828	1829	TOTAL.	TERME MOYEN.
NOMBRES.	1113	1084	1056	1045	1028	1004	906	974	911	868	899	863	926	947	945	806	796	889	909	907	946	924	862	1056	980	1016	989	1069	26717	954 $^5/_{28}$

N° 4. — Décès, par âges, pendant les vingt-huit ans depuis la vaccine.

ANNÉES.	Au-dessous d'un an.		D'un an à deux.		De deux à trois.		De trois à quatre.		De quatre à cinq.		De cinq à six.		De six à sept.		De sept à huit.		De huit à neuf.		de neuf à dix.		TOTAUX au-dessous de dix ans.	de dix à quinze.		du quinze à vingt.		De vingt à vingt-cinq.		Du vingt-cinq à trente.		De trente à trente-cinq.		TOTAUX au-dessous de trente-cinq.	TOTAUX au-dessus de trente-cinq.	TOTAUX par décédés.	MALADES de petite vérol.	MORTS de petite vérol.	OBSERVATIONS
1802	136	107	44	30	16	16	11	12	10	7	5	5	7	4	5	4	3	2	3	1	428	10	12	16	19	13	10	10	11	10	10	549	484	1033	»	»	*Les militaires morts dans le hôpitaux ne sont point compris dans les tableaux de décès.*
1803	131	102	39	39	16	14	6	6	11	5	10	7	1	3	4	2	3	3	1	2	405	21	14	5	7	14	16	10	10	9	10	521	462	983	»	»	
1804	124	91	41	45	14	11	9	8	7	2	6	6	4	3	3	1	4	4	2	3	388	17	11	11	8	12	12	11	13	10	10	503	451	954	3	»	
1805	80	71	21	26	9	12	9	7	7	»	4	2	5	2	4	4	5	2	5	»	277	8	17	12	9	16	15	12	12	8	10	396	449	845	»	»	
1806	99	67	38	60	15	10	8	16	4	3	2	5	3	3	5	4	1	3	3	3	354	14	7	8	16	15	15	10	12	8	8	465	421	886	»	»	
1807	102	72	46	35	13	13	8	7	8	7	6	4	4	4	1	5	1	4	4	»	349	8	6	13	»	15	17	20	11	11	11	472	422	894	20	5	
1808	104	78	33	33	16	16	17	9	7	2	8	12	3	4	5	»	3	3	3	3	366	8	4	6	6	16	15	20	10	9	9	477	387	764	218	61	
1809	94	54	31	25	12	9	11	7	13	3	6	3	4	2	8	3	4	»	1	1	291	4	3	8	11	14	14	18	11	9	»	401	363	764	»	»	
1810	71	70	33	33	14	10	7	6	10	2	6	5	3	4	1	2	1	4	4	1	287	14	16	8	14	12	11	9	10	11	12	404	476	880	1	1	
1811	94	64	33	26	13	9	5	9	2	5	6	4	2	4	1	6	5	3	4	1	294	10	13	13	6	12	12	16	13	14	14	417	428	845	3	»	
1812	69	50	24	16	9	14	8	19	6	11	4	4	8	8	7	2	7	8	5	4	281	19	17	13	16	15	16	15	14	14	13	433	566	999	15	5	
1813	92	58	43	42	24	13	18	14	13	14	5	8	7	5	10	10	8	7	6	4	400	17	22	10	20	12	12	17	18	18	18	564	528	1092	61	16	
1814	120	78	55	48	19	18	18	25	13	15	7	7	7	4	8	4	»	3	3	3	435	25	26	17	30	16	16	20	15	20	22	642	629	1271	40	11	
1815	74	67	28	21	7	11	6	4	3	4	4	4	8	4	»	3	3	3	2	2	257	15	12	8	8	14	15	14	13	13	14	383	395	778	»	»	
1816	86	70	16	25	10	13	4	8	6	6	4	4	4	4	2	5	3	»	»	»	280	8	12	13	14	15	14	16	13	10	10	399	432	851	5	»	
1817	69	59	24	29	13	14	6	10	5	8	6	6	12	4	5	7	5	2	5	5	294	21	27	14	23	14	14	14	13	20	20	474	547	1021	4	»	
1818	84	71	48	51	33	26	12	13	10	13	8	11	11	3	3	4	4	10	»	»	429	20	20	14	18	18	12	14	13	13	586	460	1046	5	»	
1819	71	52	20	23	11	15	9	12	6	15	6	7	5	4	8	11	6	3	4	10	292	12	21	13	18	14	19	9	10	10	424	388	812	106	34	
1820	81	67	25	33	10	7	4	5	3	5	4	7	5	4	8	7	2	8	»	1	264	14	10	13	12	14	19	11	8	5	373	412	785	1	»	
1821	76	62	39	25	10	7	4	4	5	»	3	3	5	9	6	2	3	1	»	»	273	10	11	14	8	9	11	12	8	8	373	381	754	9	2	
1822	75	66	31	35	15	11	4	8	3	5	2	6	2	2	10	3	5	»	3	»	288	10	9	15	17	13	16	14	8	4	411	399	810	»	»	
1823	76	55	23	32	21	19	9	10	13	10	2	5	5	6	6	8	5	4	4	4	317	12	14	18	18	10	11	15	15	10	11	455	392	847	103	14	
1824	68	61	32	28	14	18	11	17	7	7	7	6	3	6	3	6	4	2	4	»	309	12	14	16	14	15	15	14	10	9	8	436	384	820	54	16	
1825	116	84	54	46	15	25	11	11	7	11	7	11	3	6	4	6	2	5	3	»	431	11	19	11	18	19	10	9	8	8	571	422	993	5	1	
1826	71	64	23	26	12	13	8	7	3	3	2	3	5	6	4	4	7	3	1	2	269	4	18	19	18	19	20	21	14	12	12	422	476	898	3	»	
1827	83	103	44	35	15	8	8	13	6	6	9	3	6	4	4	3	5	6	2	3	382	13	24	21	15	20	20	18	14	17	17	561	507	1068	198	49	
1828	98	69	46	46	8	8	7	6	1	4	4	4	3	6	4	3	6	2	»	»	341	8	12	10	18	12	22	18	23	12	»	490	468	958	»	»	
1829	66	67	32	37	16	17	10	17	10	7	5	6	3	4	3	6	4	»	»	»	341	15	15	12	16	16	18	16	13	18	»	500	508	1008	1	»	
TOTAUX par âges et sexes	2509	1979	946	930	401	378	253	287	204	197	147	146	125	129	134	155	128	90	88	96	9322	357	399	346	377	414	425	406	396	339	331	13112	12630	25742	855	216	
TOTAUX par âges.	4488		1876		779		540		401		293		254		289		218		184	756		723		839		802		670						
TERMES moyens.	160 $^1/_{28}$		67		27 $^{23}/_{28}$		19 $^1/_{28}$		14 $^8/_{28}$		10 $^{13}/_{28}$		9 $^1/_{28}$		10 $^9/_{28}$		7 $^{22}/_{28}$		6 $^{16}/_{28}$	332 $^{25}/_{28}$		27		25 $^{23}/_{28}$		29 $^{27}/_{28}$		28 $^{18}/_{28}$		23 $^{25}/_{28}$		468 $^1/_{28}$	451 $^1/_{28}$	919 $^{19}/_{28}$	30 $^{15}/_{28}$	7 $^{20}/_{28}$	

N° 6. — Termes moyens qu'on aurait eus, sans la vaccine, d'après ceux obtenus pendant les vingt-huit ans avant cette pratique.

De la naissance à un an.	D'un an à deux.	De deux à trois.	De trois à quatre.	Du quatre à cinq.	De cinq à six.	De six à sept.	De sept à huit.	De huit à neuf.	De neuf à dix.	De la naissance à dix ans.	Gain par la vaccine.	Gain pendant 28 ans.
263 $^2/_{28}$	76 $^1/_{28}$	35 $^{12}/_{28}$	25 $^{15}/_{28}$	18 $^{19}/_{28}$	14 $^{16}/_{28}$	12 $^{21}/_{28}$	12 $^1/_{28}$	9 $^{10}/_{28}$	8 $^8/_{28}$	475 $^{24}/_{28}$	142 $^{22}/_{28}$	3998

N° 8. — Jeunes gens appelés à fournir le contingent pendant les huit ans depuis l'influence de la vaccine.

ANNÉES.	1822	1823	1824	1825	1826	1827	1828	1829	TOTAL.	TERME MOYEN.	GAIN POUR 8 ANS.
NOMBRES APPELÉS.	229	250	243	223	240	213	217	193	1808	226	328

N° 10. — Mariages depuis l'influence de la vaccine.

520 $^8/_{28}$. En parcourant tout le cadre, nous voyons qu'il n'y a que trois années qui approchent de ce terme. Ce sont 1778, 1786 et 1797, parce que ces trois années se trouvent après de fortes épidémies varioliques qui avaient épargné peu d'enfans et qui en avaient fortement réduit le nombre. 1776 surtout avait été terrible, et l'épidémie n'avait cessé qu'en 1777. J'ai entendu longtemps parler du mal fait pendant ces deux années, et quoique je ne porte le nombre des morts en 1776 qu'à 410, il m'a été assuré par les médecins qui exerçaient alors, et principalement par les professeurs, qu'il s'élevait à plus de 600. 1782, 1783, 1784 et 1785 ont été une continuation d'épidémie variolique; la maladie fut rare en 1786 et 1787; mais il y eut plus de 400 victimes en 1788 et 1789 : pendant les deux années suivantes, le mal fut moins grand; puis il augmenta pendant les cinq autres : enfin, après le calme de 1797, il y eut une grande mortalité en 1799 et 1800, puis une véritable peste en 1801.

On voit, dans le total des morts jusqu'à l'âge de dix ans, combien la mortalité était forte, puisque la moitié des individus nés avait cessé d'exister. Le terme moyen des naissances est de 1043, et celui des morts à cet âge de 520. Les naturalistes avaient calculé que c'était à l'âge de 19 ans que se portait cette perte; mais la preuve du contraire se trouve dans le résultat obtenu dans ce cadre. La mortalité générale surpassait les naissances chaque année ; il ne pouvait donc y avoir qu'une diminution de population.

Les colonnes qui indiquent les individus atteints et morts de petite vérole ne sont pas d'une exactitude aussi grande que je l'aurais désiré ; cependant elles ont presque une base certaine, puisque c'est d'après le terme moyen des décès obtenus depuis que j'ai pu empêcher les épidémies varioliques : toute autre maladie règnant comme auparavant, je suis autorisé à croire que tous les décès dans l'enfance qui augmentent ce terme moyen, sont l'effet de la maladie que nous sommes parvenus à empêcher presque entièrement. Une seconde preuve à ajouter, c'est ma propre expérience pour les dernières années, puisque, exerçant la médecine depuis 1795, j'ai vu les victimes par cette maladie en 1795 et 1796, et principalement pendant 1799, 1800 et 1801. Enfin, la plus forte, c'est que la vaccine ayant paru pendant cette dernière année, et en même temps que l'épidémie meurtrière de petite vérole, ayant exempté moi-même plus de 400 enfans, et ayant fait le relevé des morts avec la plus grande exactitude, j'ai trouvé un total de 406, sans avoir la preuve qu'il y avait eu plus de 1000 malades.

Depuis ce temps, j'ai observé avec le plus

grand soin les malades et les morts de petite vérole; j'ai trouvé que le nombre de ces derniers était au moins d'un sur quatre, ce qui devait être plus terrible encore quand elle règnait épidémiquement, parce que la gravité de la maladie est toujours en raison du nombre des malades.

Le cadre n° 4 montre les avantages obtenus par la vaccine. La masse des individus nés dans une année se trouve, à l'âge de dix ans, à peu près ce qu'elle était à deux ans, et à trente-cinq ans ce qu'elle était à dix. Il y a donc un gain de vingt-cinq ans sur la probabilité de la vie (1).

---

(1) D'après des bienfaits aussi grands et prouvés jusqu'à l'évidence, on doit être étonné que la propagation de la vaccine n'attire pas davantage l'attention d'un Gouvernement paternel. Les lazarets sont établis pour s'opposer à une contagion étrangère. Les peines les plus sévères attendent ceux qui franchissent leur entrée; *les murs même de la circonvallation, ceux du bâtiment d'entrée exceptés, sont consacrés, et personne ne doit en approcher;* ce qui souvent est très-inutile; et on laisse les parens libres d'exposer leurs enfans à la mort, et de propager la contagion au point de doubler la mortalité! On a fait plus; on a bien employé des moyens pour s'opposer à la propagation de la vaccine.

J'ai lu à la Préfecture, en 1822, une lettre ministérielle par laquelle on retirait aux Préfets l'ordre de faire exiger des certificats de vaccine pour les écoles, sous prétexte que ce moyen était assez connu pour

Ce résultat paraît extraordinaire et même im-

laisser aux parens le soin de préserver leurs enfans,
sans les forcer.

On sait que la vaccination doit être gratuite : je dis
plus ; on sait qu'il faut faire des sacrifices pour déter-
miner les pauvres, et on refuse aux médecins de les
dédommager de leurs frais de voyage. M. le Préfet du
département du Doubs pourtait 2000 fr. au budget
pour ce service intéressant ; le Conseil général a réduit
cette somme, et n'a accordé que 1200 fr. Il m'était
alloué 300 fr. pour conserver le vaccin et en fournir
constamment dans tous les départemens de l'Est, la
Suisse, etc. Cette somme, quoique ne pouvant couvrir
mes déboursés, a été réduite à 100 fr., sous prétexte
que le département du Doubs ne devait pas se mettre
en frais pour faire du bien aux autres départemens.
J'ai donc été forcé de faire la dépense moi-même.

Cependant le département le plus voisin (la Haute-
Saône) alloue aux vaccinateurs 7800 fr., quoique le
service soit moins pénible, à raison de l'égalité du
sol. Douze francs sont portés au budget de chaque
commune, et 600 francs dans celui du département.
Aussi ai-je vu le zèle de mes collaborateurs se ra-
lentir, et souvent ils ont réclamé une juste indemnité qu'on ne peut leur accorder.

Puisse un mode uniforme être adopté pour une
chose aussi utile ! ce serait le moyen le plus sûr
d'atteindre le but proposé depuis si longtemps, *l'ex-
tinction entière de la petite vérole.*

possible; j'étais loin de le croire aussi grand,
tout en prévoyant cependant qu'il devait offrir
un bel avantage; et pour prouver ce qu'il devait
être, j'ai eu le courage de dépouiller moi-même
tous les actes civils depuis 1772 jusqu'à ce jour,
en ayant la précaution d'éviter de placer dans
mes tableaux les enfans mort-nés et les militaires,
qui ne pouvaient rien offrir de positif. J'ai placé
au nombre des enfans mort-nés tous ceux qui
n'ont point été portés à l'église dans le temps où
l'enregistrement ne se faisait point à la mairie,
quoiqu'ils étaient enregistrés comme ayant vécu,
et avec cette précaution je trouve à peu près la
même proportion.

Dans ce cadre, on voit aussi que la mortalité
sur les individus de dix à vingt ans est beaucoup
plus forte que dans le cadre n° 3, parce qu'il y
a beaucoup plus d'individus de cet âge : par
exemple, ceux de dix à quinze qui existaient en
1790, sont nés en 1776, 1777, 1778, 1779 et
1780. Ils étaient au nombre de 5,358, et il n'en
restait au commencement de 1790 que 2,918 ;
tandis que ceux qui existaient en 1816, qui étaient
nés en 1802, 1803, 1804, 1805 et 1806, ne se
trouvaient réduits qu'à 3,621, de 5,326 qu'ils
étaient. Il y avait donc, en 1816, 713 individus
de plus, de l'âge de 10 à 15 ans, qu'il n'y en avait
en 1790; cependant, pour cette dernière année,
il y avait 32 naissances de moins. On trouvera le

même résultat pour toutes les époques des deux cadres ; il doit donc y avoir plus de décès dans ces âges qu'avant la vaccine, puisque ceux qui meurent, passé l'âge de l'enfance, sont toujours enlevés par d'autres maladies que la petite vérole, et que plus le nombre est grand, plus le nombre des morts doit être augmenté.

La colonne qui donne le total des individus morts à 35 ans, est comme celle de dix ans dans le cadre n° 3 : le terme moyen de la vie est donc à 35 ans ; mais je suis convaincu que, quand la vaccine aura cette existence, et que les sujets nés en 1802 auront atteints cet âge, on trouvera une différence assez forte pour prouver qu'il en existe encore plus de moitié après cet âge (1).

_____

(1) Tant qu'on arrêtera les épidémies de petite vérole, on trouvera toujours les mêmes résultats en comparant les années de la pratique de la vaccine avec les années antérieures, quel que soit le nombre pris pour terme de comparaison. Ils sont aussi précis après vingt-huit ans, qu'ils le seront après un plus grand nombre d'années ; seulement on trouvera une plus forte augmentation de population, à raison du plus grand nombre de naissances.

Je comparerai cependant encore 1772 avec 1830, pour mieux faire sentir combien se soutient le gain par la vaccine.

En 1772, il est mort 481 enfans au-dessous de dix

Les dernières colonnes qui indiquent les sujets atteints et morts de petite vérole depuis 1802, sont de la plus grande exactitude ; c'est à l'aide de mes confrères que j'ai connu tous les malades, et MM. les employés de la mairie ont bien voulu s'assurer des causes de la mort des enfans qu'ils enregistraient. Il résulte, d'après ces données, qu'il y a eu 855 malades pendant 28 ans, et que le nombre des morts a été de 216 : le terme moyen des morts est donc de 7 $^{20}/_{28}$, et celui des malades de 30 $^{15}/_{28}$.

Le cadre n° 5 montre ce qu'aurait dû être la mortalité pendant les 28 années antérieures à la vaccine, en les comparant aux 28 années posté-

ans, et le total des morts était de 996 ; il est donc mort plus de moitié dans l'âge au-dessous de dix ans.

Les naissances étaient de 957, la mortalité de 996 ; les décès ont donc été de 39 au-dessus des naissances.

En 1830, je suis aux 4/5es de l'année (20 octobre), j'ajouterai un quart des décès et des naissances obtenus, ce qui me donnera à peu près le résultat qu'on doit avoir à la fin de l'année.

J'ai 1171 naissances, puisque je suis déjà à 937 ; ce qui ne s'est jamais rencontré à Besançon, et ce qui ne peut être attribué qu'à la conservation de l'espèce, par la vaccine.

Le nombre des morts doit s'élever à 965, dont 392 au-dessous de dix ans, 566 à trente-cinq ans, et 399 au-dessus.

rieures. Il est clair qu'elle aurait été de 156 9/28 moindre chaque année, sans l'existence de la petite vérole. La perte par cette maladie est donc de 4377 pour les 28 ans, ce qui est une preuve de plus pour les deux dernières colonnes du cadre n° 3.

Le cadre n° 6 est une preuve du précédent : malgré les victimes de la petite vérole, nous avons encore un bénéfice de 142 22/28 par an, comparativement aux vingt-huit années précédentes, et il serait de 147 sans la petite vérole, parce qu'on pourrait encore porter à peu près à deux par an la perte par d'autres maladies, si les 226 ne fussent pas morts varioleux.

Après avoir reconnu les bénéfices obtenus par la vaccine dans l'enfance, nous devons examiner ceux qui doivent en être une conséquence pour les âges au-dessus des atteintes de la petite vérole. C'est à vingt ans qu'on devient utile à la société, et c'est à cet âge qu'on doit mieux apprécier les effets de la conservation de l'espèce.

J'ai empêché le retour des épidémies varioliques à compter de 1801 ; c'est donc en 1822 que nous devons trouver une grande augmentation dans les individus parvenus à l'âge de vingt ans, et la première preuve doit être dans les jeunes gens appelés à fournir le contingent de l'armée. J'ai examiné toutes les conscriptions antérieures ; j'en ai peu trouvé qui allassent jusqu'à 200, et en comparant huit années avant cette influence bien marquée (1), avec les huit années suivantes, je trouve une différence de plus de 43. Puisque le terme moyen des huit premières années est de 185, et qu'il est de 226 pour les huit dernières années, il y a donc un bénéfice de 328 hommes pour les huit ans.

Ce bénéfice, qui paraît déjà très-grand, est loin d'être le seul que nous ayons obtenu, car déjà les huit premières années prises pour terme de comparaison, offraient un gain sur les années antérieures, puisque depuis 1810 nous obtenions chaque année quelques hommes de plus, en proportion de l'éloignement de l'introduction de la vaccine, car en laissant continuellement la petite vérole, il serait péri chaque année non-seulement des enfans dans leur première année, mais encore dans tous les âges de l'enfance jusqu'à 10 ans. Aussi, si je prends les sept années de 1800 à 1807, je trouve un total de 1017, par conséquent un terme moyen de 145 $^2/_7$; prenant ensuite de 1807 à 1814, je trouve un total de

---

(1) Je dis avant cette iufluence bien marquée, parce que la vaccine avait déjà augmenté le nombre des jeunes gens depuis plusieurs années antérieures, car, en 1803, 1804 et 1805, etc., il serait encore mort des enfans au-dessus d'un an qui auraient produit une diminution.

1305, un terme moyen de 186, par conséquent une augmentation de 41; et puisque j'ai 43 de plus en comparant seulement les huit dernières années antérieures, le bénéfice se trouve de 84, en reportant la comparaison aux premières dès la pratique de la vaccine; ce qui surpasse de beaucoup le contingent que doit fournir la ville. Il faut encore ajouter un autre avantage; c'est qu'il était bien des sujets réformables pour de graves infirmités, suites de la petite vérole.

Si en France la vaccine était généralement répandue, il y aurait chaque année, en comparant aux années de 1800 à 1807, une augmentation de 84,000 hommes qui atteindraient leur 20me année, en ne supposant la population de la France qu'à 30 millions : il y aurait autant de femmes à cet âge, par conséquent une augmentation de 168,000 individus, et par une suite nécessaire, une augmentation dans les mariages et les naissances.

L'on voit dans les cadres n° 9 et n° 10, que cette dernière augmentation se fait aussi sentir depuis 1822; car, en comparant huit années antérieures avec les huit qui se sont écoulées depuis cette époque, on trouve que le terme moyen est augmenté de 35; et ce qui prouve encore plus qu'on ne peut l'attribuer à aucune autre cause qu'à la plus grande quantité d'hommes conservés, c'est qu'en 1816 il y a eu 257 mariages, parce

qu'il n'y avait point eu de levée en 1815. On s'a-
perçoit aussi d'une augmentation de naissances (1).

On aura un second mouvement en 1842, qui
augmentera le nombre des hommes capables
d'être utiles à la société.

« Dans un pays, dit M. Duvillard, où la population est déjà si nombreuse, qu'un très-grand
nombre d'individus ont de la peine à subsister,
ce nombre ne peut guère s'accroître, car l'ex-
patriation, le refuge dans les colonies, qui sont
toujours des ressources extrêmes, ne sont pas
également faciles et certains pour tous les individus : dans un tel pays, la population est stationnaire, et il est à présumer que si la vie des
enfans était plus assurée, on en procréerait
plus. Cependant, comme il est quelques pays,
tels que les colonies et les Etats-Unis d'Amérique,
où les hommes manqueront encore longtemps à
la terre; où l'agriculture, le commerce, l'industrie,
offriraient à un plus grand nombre des moyens
de vivre dans l'aisance ; où le climat, les lois et
les mœurs favorisent les progrès naturels de la
population, et où, par conséquent, la vacciné
aura toute l'influence qu'elle peut avoir dans

---

(1) Cette augmentation de naissances a lieu d'une
manière sensible depuis 1825, et j'ai déjà dit qu'en
1829 elles surpasseront le plus grand nombre obtenu jusqu'alors.

leur multiplication, il est intéressant d'en me-
surer les effets. Cet effet sera prodigieux dans
les Etats-Unis, s'il est vrai que, parmi le nombre
d'individus des deux sexes, il se fasse deux fois
plus de mariages et qu'il naisse deux fois plus
d'enfans de ces mariages que de ceux de l'Europe (1). »

   La France tient le milieu entre le pays supposé
par M. Duvillard et les Etats-Unis. Sans procurer
de grandes richesses à un plus grand nombre
d'individus, elle peut leur offrir de grandes ressources. Que de terrain à défricher, et qui reste
tel, faute de bras ! Ce tiers de terres labourables
(jachères) qu'on est forcé de laisser incultes,
ne produiraient-elles pas du travail, et par conséquent l'existence à un tiers de plus d'habitans ?
les améliorations dans la culture n'augmentent-
elles pas encore les produits ? Ces améliorations
ne sont-elles pas encore susceptibles d'augmenter?
Nos manufactures, qui tiennent aujourd'hui le
premier rang en Europe, ne peuvent-elles pas
admettre un plus grand nombre d'ouvriers ? La
France peut encore souffrir l'augmentation que
doit lui procurer la vaccine, pendant plusieurs
siècles avant d'avoir besoin d'envoyer des colonies dans des pays où la population manque.

---

(1) De l'influence de la mortalité sur la petite vérole, page 150.

CHAPITRE 3.

MAL ATTRIBUÉ A LA VACCINE.

Toutes les découvertes utiles à la société ont eu des détracteurs, pourquoi celle qui est aujourd'hui le sujet de notre examen, serait-elle exempte d'en avoir? Il n'en est aucune qui en ait eu autant dans son introduction; elle en a conservé jusqu'à ce jour. Mais voyons si tous les reproches qui lui sont faits, lui sont mérités.

1° Le vacciné est souvent atteint d'une fièvre très-forte et dangereuse.

Il est très-vrai que le vacciné éprouve ordinairement un léger mouvement fébrile au moment où l'aréole paraît et où se forme la plaque vaccinale; mais cette fièvre est si faible, qu'il n'en est point dérangé; il s'aperçoit seulement d'un léger abattement, et le pouls est à peine accéléré. Cependant il peut arriver que cette fièvre soit un peu plus forte, et c'est surtout chez les sujets nerveux que cet accident a lieu; mais je n'ai jamais vu que cette fièvre mît les individus en danger, et l'enfant le plus malade est à-peu-près dans l'état le plus heureux où pouvait être l'inoculé, lorsque l'inoculation bornait son effet aux piqûres.

2° Il peut survenir un érysipèle de mauvaise nature, dont les boutons seraient la cause.

Désoteux et Valentin avaient déjà rencontré
cet accident dans l'inoculation de la petite vérole. « Cette affection, disent-ils, peut arriver
» dans le cas où la vésicule qui se trouve sur la
» piqûre, s'ouvrirait avant sa parfaite maturité,
» et où le malade aurait irrité la peau, soit en
» se grattant, soit en enlevant la croûte qui s'y
» forme, ou en l'arrachant sans précaution avec
» la manche de la chemise qui s'y trouve collée.
» Il pourrait se faire alors que le petit ulcère qui
» en est la suite, étant agacé, rendît une humeur
» assez âcre et mordicante pour irriter les fibres
» nerveuses de la peau du voisinage, et attirer
» sur la partie une inflammation érysipélateuse
» qui s'étend quelquefois jusqu'à l'épaule et au
» coude, accompagnée de beaucoup de dou-
» leur, et presque toujours d'engorgement aux
» glandes axillaires. »

Les mêmes causes qui peuvent occasionner
cet accident dans l'inoculation, peuvent aussi
le produire dans la vaccination : cependant on
le rencontre beaucoup plus rarement, et souvent cet érysipèle n'est que l'aréole beaucoup
plus prononcée.

L'irritation à l'endroit des piqûres est presque
toujours nécessaire pour produire l'érysipèle ;
quelquefois une disposition particulière du sujet
peut l'aggraver ; mais ce cas est extrêmement
rare. Cet accident se dissipe le plus souvent

sans le secours de l'art, ou n'en exige que de légers.

Ce n'est que dans le cas d'une grande tuméfaction et de grande douleur, qu'on doit avoir recours aux émolliens; quelques fomentations ou de légers cataplasmes calment bientôt. Toutes les fois que la tache n'est pas étendue, que la douleur n'est pas très-vive, il faut laisser le tout à la nature, et toute application devient au moins inutile (1).

3° L'engorgement des glandes axillaires et leur suppuration peuvent être occasionnés par la vaccine.

Dans le cours de la marche de la vaccine, au quatrième jour de l'apparition des boutons, l'engorgement de ces glandes a lieu très-souvent, et se dissipe presque toujours après deux ou trois jours d'existence. Cependant il peut arriver que l'irritation portée dans ces organes vienne de la vaccine, persiste plus longtemps et augmente même.

Le vacciné éprouve dans ce moment une gêne

---

(1) Un accident consécutif et qui est toujours dû au vacciné, c'est l'ulcère qui survient lorsque les boutons ont été grattés et écorchés. Il faut souvent plusieurs semaines pour en obtenir la cicatrisation; cependant il n'y a jamais rien de fâcheux, et la guérison s'obtient en pansant avec le cérat de Gallien.

sous l'aisselle, qu'il attribue ordinairement à ses vêtemens : cette gêne augmente à raison de la tuméfaction des glandes, qui rarement est suivie d'accidens un peu graves. Il peut arriver qu'elles viennent à suppuration ; ce cas s'est présenté dix fois dans ma pratique. Ces dépôts n'ont été suivis d'aucun danger ; j'ai vu plus souvent d'autres engorgemens terminés par résolution par l'application des émolliens.

Ces différentes affections dont je viens de parler, sont dues à la vaccine ; mais elles sont si légères et arrivent si rarement, qu'elles ne peuvent être regardées comme des maux réels.

Il en est d'autres qui lui sont attribuées faussement, que j'examinerai avec soin, et que je démontrerai ne mériter aucune considération.

1° On attribue à la vaccine de rendre plus malignes les maladies de l'enfance, lorsqu'elles surviennent à un sujet vacciné.

La plus meurtrière de ces maladies, après la petite vérole, est sans contredit la rougeole, et chaque fois qu'il est arrivé quelque accident à un enfant qui en a été atteint, on a été porté à croire que la vaccine y était pour quelque chose.

En 1814, le docteur Watt, de Glascow, publia quelques observations en faveur de cette opinion. Le chevalier Blane, en examinant les registres de mortalité de Londres, a trouvé que réellement la mortalité, par la rougeole, était augmentée, et la publication de ces recherches fit quelque impression dans le monde médical.

(1) Le docteur Blane publia un tableau de mortalité jusqu'en 1812, et pendant trente ans antérieurs. D'après ce tableau, il était mort, chaque année, 241 enfans de la rougeole pendant les dix premières années, 279 pendant les dix secondes, et 574 pendant les dix dernières années, pendant lesquelles on avait vacciné.

Cependant la mortalité sur les enfans au-dessous de dix ans était diminuée, puisqu'elle était de 8967 pour les dix premières, de 8966 pour les dix secondes, et de 8210 pour les dernières; il y avait un bénéfice de 769 pour chacune des dix dernières. On ne pouvait donc pas avancer que la mortalité n'était pas devenue moindre depuis l'inoculation jennérienne.

Dans les dix dernières années, il y avait eu 20000 naissances de plus que dans les dix premières, et 5680 de plus que dans les dix secondes, ce qui aurait encore dû augmenter les décès dans l'enfance; car, en suivant les mêmes proportions, il aurait dû en mourir 99929 dans les dix dernières années, comparativement aux dix premières, et 97154 comparativement aux dix secondes. Cependant la vaccine n'était pas encore entièrement généralisée.

---

(1) Annales cliniques de Montpellier, année 1814.

Que conclure de ce que la mortalité par la rougeole avait été augmentée? 1° Que c'était par ce qu'il y avait plus de sujets aptes à la contracter; 2° qu'il y a eu sûrement des épidémies de cette maladie, plus meurtrières dans les dix dernières années que dans les précédentes. N'est-ce point une série d'épidémies pareilles qui a fait dire à Seunert, *periculosiores morbilli quidem suâ naturâ sunt quam variolæ.* D'ailleurs, pour prouver que la vaccine peut avoir quelque influence sur cette maladie, il faudrait avoir observé si les vaccinés l'ont eue avec des symptômes plus terribles, et quelle a été la proportion des morts des vaccinés aux non vaccinés.

Le docteur Franger, médecin de l'hôpital des Enfans-trouvés à Londres, a trouvé que, sur 131 vaccinés, et qui ensuite avaient eu la rougeole, deux seulement en étaient morts; et il a été également constaté par lui que onze rougeoles furent mortelles, sur 131 enfans qui auparavant avaient eu la petite vérole.

Je crois que c'est dans un pays où la petite vérole est presque oubliée, que les expériences doivent offrir plus de conviction. J'affirme donc que la rougeole, qui n'a été que rarement regardée comme une maladie mortelle dans nos climats, n'a pas plus de malignité depuis la vaccine; que même le grand nombre des médecins de nos départemens croient avoir reconnu une amélioration.

Une épidémie de rougeole régna dans notre ville pendant l'été de 1810 ; elle était d'un plus mauvais caractère qu'elle ne l'est ordinairement ; il y eut quelques victimes, et le bruit se répandit que ce n'était que sur les vaccinés qu'elle étendait ses ravages ; on portait jusqu'à 30 le nombre des morts dans un petit hameau. Il n'existait pas une rue où l'on n'en comptât un nombre considérable. Je fis les recherches les plus scrupuleuses ; je ne trouvai que quatorze morts pour la ville et la campagne, et la proportion pour les non vaccinés était la même que pour les autres. La preuve que l'épidémie ne fut pas meurtrière, c'est qu'en 1810 la mortalité sur les enfans a été une des moins fortes.

M. Robert, de Langres, dans son Rapport sur l'épidémie de rougeole qui a régné dans les environs de cette ville, dans les six premiers mois de 1813, a aussi remarqué que la vaccine n'avait eu aucune influence sur cette maladie.

Une rougeole épidémique a régné pendant les six premiers mois de 1829 ; il y a eu tout au plus un mort sur cinquante malades ; cependant presque tous avaient été vaccinés.

Si la vaccine ne rend pas plus maligne la rougeole, ce que je crois avoir prouvé suffisamment, elle ne peut non plus avoir aucune influence mauvaise sur les autres maladies de l'enfance.

2° Si un sujet vacciné prend une maladie pendant le cours de la vaccine, cette maladie sera mortelle.

Qui peut répondre, sur une masse d'enfans pris au hasard, qu'aucun ne prendra une maladie dans l'espace de dix jours et ne mourra de cette maladie? Telle est cependant la position des enfans, dans une vaccination générale.

J'ai peu d'accidens arrivés pendant le cours de la vaccine, parce que j'ai toujours eu la précaution de ne vacciner que des enfans bien portans ; cependant il est arrivé quelques cas graves ; il est plus qu'absurde de les lui attribuer ; et, quoiqu'ils lui soient étrangers, ils ont souvent occasionné une grande défiance.

J'ai vu, en 1810, attribuer méchamment à la vaccine la mort d'un enfant affecté d'une diarrhée blanche ; cependant plusieurs non vaccinés moururent de la même maladie et dans le même temps.

Une mère me reprochait encore dernièrement la mort de son enfant enlevé par des convulsions, le sixième jour de sa vaccination, en 1822.

Quelques exemples de morts arrivées extraordinairement et chez des sujets que j'avais dû vacciner, feront connaître l'injustice de ceux qui veulent attribuer tout le mal à une cause aussi étrangère.

Le 15 avril 1810, je devais vacciner un enfant en nourrice, au moment d'une vaccination générale que je pratiquais à un myriamètre de la villé ; j'en étais prié par les parens ; mais la nourrice qui n'avait point été prévenue de leur volonté, refusa de le présenter. L'enfant âgé de 6 mois resta bien portant jusqu'au 21, à neuf heures du matin, moment où il eut des convulsions qui l'enlevèrent après six heures.

En 1812, un enfant de 3 mois, bien constitué, périt le jour même où je devais le vacciner, et de la même manière que le précédent.

En 1815, un de mes confrères me pria de lui vacciner une petite fille de cinq mois ; le jour étant fixé pour le 8 mars, quelques circonstances firent retarder jusqu'au samedi suivant ; mais le 13, l'enfant fut atteint du croup, et mourut la vingtième heure de sa maladie. Ce confrère, quoique très-partisan de la découverte, m'avoua qu'il aurait cru la maladie aggravée par la vaccine, si elle eût été pratiquée au moment désigné primitivement. Non, on ne peut révoquer en doute que la vaccine sera toujours étrangère à la mort d'un individu qui sera atteint d'une maladie mortelle pendant son cours ; je crois même de toute impossibilité qu'elle puisse le moins possible l'aggraver.

3° Les enfans vaccinés ont souvent des maladies qui en sont la suite (1).

------

(1) Il est encore des personnes qui croient au bruit répandu sur la vaccine, *qu'elle peut laisser après elle*

Pour prouver que la vaccine laisse des suites, il faudrait trouver quelque affection inconnue jusqu'à ce jour ; mais, quels que soient les accidens

---

des maladies graves. On croit qu'un enfant vacciné ne doit plus être malade ; comme s'il était possible de lui faire éviter toutes les maladies de l'enfance. J'ai vacciné par toutes les températures ; je n'ai jamais recommandé aux parens de prendre la plus légère précaution, et je n'ai jamais eu lieu de m'en repentir. Si les enfans, avant ou après la vaccine, ont éprouvé quelques accidens, j'ai trouvé ces mêmes accidens sur des sujets non vaccinés, et j'ai conclu qu'ils lui étaient absolument étrangers.

La température de 1823 fut généralement froide et humide ; il y eut chez les enfans des catarrhes, des convulsions, des irritations encéphaliques, des dépôts, etc., et on en accusa la vaccine ; mais il est inutile d'avoir été vacciné pour éprouver ces suites nécessaires de l'humidité atmosphérique, lorsqu'on y a été exposé ; aussi on a rencontré des variolés, des vaccinés, des enfans qui n'avaient eu ni la variole, ni la vaccine, atteints de ces maladies.

Les engorgemens glanduleux terminés par suppuration ont été fréquens pendant cette année, et on s'est encore empressé d'en accuser la vaccine. Je citerai, sur un plus grand nombre, deux exemples qui feront encore mieux connaître l'erreur.

1° Le fils de M. Pajot, premier commis de la direction des impositions indirectes, a eu un engorgement des parotides tellement considérable, qu'on qui arrivent à un vacciné, plusieurs années même après l'opération, jamais le vulgaire n'hésite à les lui attribuer. On exige d'elle, non seulement d'exempter de la petite vérole, mais de toute autre maladie ; il n'est pas rare d'entendre dire qu'elle occasionne des fièvres de toute espèce, des ophtalmies, des engorgemens glanduleux, etc.

Il est presque reçu en principe, dans notre pays, que le croup n'existe que depuis la vaccine. Cette maladie, heureusement très-rare chez nous, puisqu'elle ne paraît pas sur quarante sujets chaque année, a été connue de temps immémorial.

J'ai vu une femme persuadée que son enfant, vacciné depuis deux ans, devait à la vaccine une coqueluche très-grave, dont il mourut.

Loin de lui devoir des infirmités, il n'est pas

---

craignait qu'il n'étouffât. La suppuration est survenue, et la maladie n'a été terminée qu'après un mois : il n'avait point été vacciné.

2° Je devais vacciner l'enfant de M. Perrot, boucher, et la mère ne l'apporta pas au lieu désigné. Quatre jours après, il eut un inflammation des parotides qui se termina par suppuration. L'enfant eut quelques jours de bien ; mais l'inflammation se renouvela, les convulsions survinrent, et il mourut. La mère avoua qu'elle aurait accusé la vaccine d'être la cause de la mort de son enfant, si elle eût répondu à mon invitation.

un médecin qui ne lui ait reconnu quelques avantages dans différentes affections chroniques.

« J'ai vacciné mes deux enfans, m'écrivait en
» 1809 un médecin jouissant d'une réputation
» bien méritée, et je dois vous faire part des
» phénomènes qui ont eu lieu par leur vaccina-
» tion. L'un était affecté de toux opiniâtre et an-
» cienne, qui était accompagnée de fièvre lente
» nerveuse; l'autre avait une ophtalmie chronique;
» l'un et l'autre ont été radicalement guéris pen-
» dant la marche de la vaccine, et j'ose dire que
» si cette opération n'a pas seule opéré la cure,
» au moins elle y a puissamment contribué. »

Un autre m'écrivit, peu de temps après : « Je
» ne puis entrer dans de longs détails sur les
» effets de la vaccine ; cependant je puis assurer
» que je n'en ai vu que de bons ; que ceux qui
» ont eu le bonheur d'être vaccinés, jouissent
» d'une meilleure constitution que ceux qui ont
» eu la petite vérole ; qu'ils sont moins sujets à
» être atteints de maladies de la peau et d'en-
» gorgemens glanduleux : si vous n'avez pas fait
» ces observations, faites-les, et vous vous en
» convaincrez (1). »

_____

(1) On ne peut révoquer en doute que les sujets vaccinés doivent être plus robustes que ceux dont le tempérament est nécessairement affaibli par la petite vérole. « La vaccine, en préservant les individus

J'ai vacciné, dans une commune à quinze kilomètres, un enfant de onze ans, porteur d'une
forte ophtalmie depuis quatre ans ; je lui couvris
les bras de piqûres, et la dessiccation des boutons a été la cure radicale de la maladie. J'ai
voulu m'assurer du fait, en lui faisant une visite
huit mois après.

Sans regarder la vaccine comme un remède
universel contre les dartres, la teigne et toutes
les autres maladies, on ne peut révoquer en
doute que quelquefois elle procure une amélioration sensible, surtout sur les sujets délicats, et

de la petite vérole, peut de plus les garantir des maladies dont on attribue la cause à la petite vérole.
Si toutes les affections règnent également sur les
vaccinés et sur ceux qui ont eu la petite vérole,
il est possible que le tempérament étant moins affaibli
par la vaccine que par la petite vérole, la vaccine
diminue encore le nombre des morts par les autres
maladies, dans les premières années de la vie. La
fièvre souvent adynamique et contagieuse qui ac-
compagne la petite vérole et ses miasmes, pouvant
donner à un grand nombre d'individus une fièvre
mortelle, avec ou sans éruption, il est encore possible que la vaccine, en éteignant les foyers de
cette contagion, diminue le nombre des maladies
et des causes de mort. »

Journal de physique, de chimie, etc.,
année 1808, page 35.

que jamais elle ne peut procurer la moindre infirmité.

4° Pour que la vaccine ne soit jamais suivie d'inconvéniens, il faut être sûr de la santé du sujet sur qui on prend du vaccin.

Cette objection, toute faible qu'elle est pour le médecin, est d'un grand poids pour les parens : la première question est toujours, l'enfant est-il sain ? Cependant il en est du vaccin comme de tout autre virus ; il n'est jamais associé avec les vices constitutionnels de l'individu. En prenant la gale d'un scrophuleux, on ne devient pas scrophuleux ; en prenant du virus variolique sur un malade dont la variole serait compliquée de fièvre adynamique, on ne produirait par inoculation qu'une petite vérole bénigne. J'ai pris du vaccin sur des galeux, des enfans atteints de rougeole, de petite vérole, et je n'ai jamais donné que la vaccine.

Je vaccinai soixante enfans avec du vaccin pris sur un galeux, dans une commune très-populeuse, en mars 1810 ; il n'y a pas eu un seul galeux, par suite de cette inoculation.

J'ai vacciné ma fille à l'âge de quinze jours, il y a vingt-huit ans, en prenant du vaccin sur un enfant tellement scrophuleux, qu'il mourut de cette maladie un mois après ; elle a toujours joui d'une bonne santé, et elle est mère d'enfans très-robustes.

Pourquoi faut-il que, pour tranquilliser les parens, on soit obligé d'affirmer, non seulement que l'enfant sur qui on prend le vaccin est sain, mais encore qu'il n'y a aucun vice dans sa famille? on va même jusqu'à faire des recherches sur plusieurs générations.

5° La plupart des parens croient qu'il est dangereux de prendre du vaccin sur leurs enfans, et font les plus grandes difficultés pour en laisser prendre.

Cette erreur a fait bien du mal à la vaccine, car la découverte ne peut être propagée que par communication d'un individu à un autre. L'on voit souvent les mères cacher leurs enfans par la crainte de fournir du vaccin, et il n'est pas possible d'affirmer si réellement la vaccine est régulière; rien ne peut persuader les habitans des campagnes qu'il est de toute nécessité de les représenter à cet effet, et ils préfèrent rester dans le doute, plutôt que de se rendre utiles sans les exposer à recevoir le moindre mal. Je n'ai jamais vu un vacciné s'en ressentir. J'ai la précaution de ne prendre du vaccin que sur un bras, pour laisser aux parens la facilité de remarquer qu'il n'y a pas de différence; et cependant on trouve le même entêtement. Le bras sur lequel on prend du vaccin n'est pas plus enflammé; s'il était une différence, elle serait plutôt à l'avantage du vacciné : rien ne peut convaincre. J'ai conduit des enfans dans les campagnes ; j'ai vacciné, en prenant sur un seul, jusqu'à sept cents sujets, et l'enfant conservait sa gaieté. Retourné dans les mêmes villages, à peine pouvais-je trouver un vacciné pour ceux qui ne m'avaient point été présentés la première fois (1).

J'ai pu vaincre ce préjugé dans la ville seulement, encore ce n'est que depuis quelques années; il est à désirer qu'il puisse être détruit partout.

6° Quelques médecins ont prétendu que la vaccine n'exemptait que pendant quelques années, et qu'il fallait revacciner à des époques déterminées.

Je ne sais qui a pu faire naître cette erreur; mais j'avoue que je n'ai jamais pu donner deux fois la vaccine au même sujet. J'en ai vacciné qui avaient eu la petite vérole, j'en ai vacciné

---

(1) Cette difficulté de pouvoir reprendre du vaccin et de revoir les vaccinés, a augmenté considérablement les frais de propagation de la vaccine. On sait qu'il est plus sûr de réussir en vaccinant de bras à bras ; on sait aussi qu'il est rare de donner la fausse vaccine en employant ce moyen ; c'est pour cela que j'ai toujours fait mes efforts pour me procurer des enfans en état d'être conduits; mais les parens ont exigé des sommes assez fortes, et il n'a pas été rare de dépenser de quinze à vingt francs par jour pour les obtenir.

qui avaient eu la vaccine, et j'ai toujours eu le
même résultat. C'est dire que je n'ai jamais obtenu
un seul bouton de vaccine.

J'ai vu plusieurs individus qui, persuadés de
cette nécessité, ont réclamé une seconde vaccination. Lorsque je pouvais répondre de la première, je les prévenais d'avance du résultat, et
jamais je n'ai été trompé.

Cependant, dit-on, on a vu des petites véroles
survenir à des vaccinés, et si on eût réitéré l'o-
pération, ce malheur ne serait pas arrivé.

Je suis encore à trouver une seule de ces
petites véroles. On me dirait qu'un de mes vaccinés dans les campagnes a été atteint, je n'en
serais pas étonné ; la raison est qu'il m'est de toute
impossibilité de m'assurer du succès de l'opération ; il faudrait souvent être accompagné de
gendarmes pour se faire représenter les enfans (1).

---

(1) En 1826, j'avais vacciné quatre enfans dans
le village de St.-Vit, et huit jours après je me re-
présentai pour vacciner de bras à bras. Je ne trouvai
aucun des quatre vaccinés, et on m'indiqua une
mère qui se cachait pour ne pas laisser voir son
enfant, qui, disait-on, avait plusieurs boutons de
vaccine. J'employai l'autorité du maire pour l'obtenir ;
la mère me le montra, et il avait six boutons de
fausse vaccine ; les croûtes jaunâtres étaient déjà for-
mées. Infailliblement la petite vérole serait survenue,
et on aurait affirmé que la vaccine était en défaut.

Je ne peux donc répondre que quelques-uns n'auront pas eu une fausse vaccine. Mais plus de la moitié des habitans de la ville sont vaccinés; il y en a depuis plus de vingt-neuf ans; il y en a par conséquent de toutes les époques, et je n'ai pas trouvé la vaccine en défaut. J'ai vu des mères vaccinées dans leur enfance, allaiter leurs enfans variolés sans courir le moindre danger.

Nous avons vu quelques petites véroles volantes; mais je crois avoir prouvé qu'elles n'avaient point le caractère de la vraie variole : deux fois elles ont été confluentes, et les individus qui en étaient atteints auraient eu les yeux fermés pendant plus de huit jours si c'eût été la variole, tant les pustules étaient abondantes; mais à peine y a-t-il eu un léger engorgement à la face; les yeux n'ont point été fermés, la dessiccation des pustules est arrivée au huitième jour et a été très-accélérée. Plusieurs vaccinations n'auraient pu leur éviter cette maladie, qui n'a point été dangereuse, quoiqu'elle ait porté l'alarme dans les familles.

7° Le vaccin a dégénéré, et il est difficile de donner la vaccine.

Je ne trouve pas plus de difficulté à obtenir un succès complet, que pendant la première année; je suis sûr d'avoir propagé celui que je reçus du comité, au printemps 1801, jusqu'à sa quatorze centième reproduction. Quelques contrariétés que j'ai éprouvées en 1827 furent cause que j'en employai de l'autre, et j'ai perdu la certitude que j'aie toujours le primitif. Mais la marche de la vaccine a toujours été et est toujours la même; sa propagation se fait avec la même facilité, et lorsqu'on le prend du troisième au quatrième jour de l'apparition des boutons, ce qui est ordinairement le septième de la vaccination, on est sûr du succès. Je crois pouvoir estimer à un sur cinquante, le nombre de ceux sur qui on est forcé de réitérer l'opération, et il est rare d'en rencontrer sur qui on soit obligé d'opérer trois ou quatre fois.

Il est cependant quelques cas de cette nature où il est impossible de parvenir. J'en compte six seulement; mais ce n'est pas la faute du vaccin.

Il est connu que, pour contracter une maladie qui se communique par contagion, il faut deux conditions, le contact du virus et la disposition du sujet. Si cette disposition manque, ni la cohabitation, ni l'inoculation ne pourront la donner. J'ai vu des sujets résister à l'inoculation variolique, et je crois que la proportion était encore plus forte que pour l'inoculation vaccinale. J'ai connu un vieillard qui a eu la petite vérole à 97 ans, et il avait soigné une famille nombreuse d'enfans et de petits-enfans qui tous avaient eu des petites véroles de mauvais caractère, sans être indisposé alors. Il eut la maladie, et personne chez lui n'en était atteint (1); c'est qu'il n'avait pas primitivement cette disposition nécessaire qui lui est venue dans un âge aussi avancé.

Une raison de la difficulté qu'on éprouve à donner la vaccine, c'est qu'on attend souvent trop tard; on croit qu'il faut que le virus sorte abondamment du bouton; on attend qu'il soit bien formé, qu'il y ait l'aréole, et il a perdu alors sa vertu reproductive, du moins en grande partie; il faut vacciner plusieurs fois pour obtenir quelque résultat; tandis que le succès est complet, si on le prend au moment que je viens d'indiquer.

_____

(1) Je ne crois cependant pas que la maladie lui soit survenue spontanément, car il est prouvé qu'il faut le contact immédiat du virus variolique pour la contracter, et probablement il l'avait absorbé, venant de quelque malade étranger. Il est si peu naturel d'avoir la petite vérole, que je suis convaincu que si l'on vaccinait tous les enfans de manière à empêcher entièrement le retour de la maladie assez longtemps pour ôter au virus variolique sa vertu reproductive (peut-être une dizaine d'années), on finirait par ne plus avoir besoin de recourir à ce moyen. Mais on sait que des effets qui ont servi à des variolés suffisent quelquefois, après plusieurs années, pour produire des épidémies. Un de mes confrères a inoculé la petite vérole en saignant une dame avec une lancette avec laquelle il avait inoculé quatre ans auparavant.

Il faut aussi éviter de faire des piqûres profondes (1) ; une petite lancette plate et très-
pointue, trempée dans une petite goutelette de
vaccin, doit être introduite légèrement sous
l'épiderme, sans faire couler le sang. Il m'est arrivé de faire, avec cette charge légère, jusqu'à
dix ou douze piqûres qui fournissaient autant
de boutons. Le sang qui sort en piquant fortement, entraîne le vaccin et rend nulle l'opération.

La précaution de prendre le vaccin de bonne
heure, pour vacciner de bras à bras, est encore
plus nécessaire pour le recueillir dans les tubes
et le transporter. Si on le prend tard, il manque

---

(1) Je crois devoir attribuer à des piqûres trop
profondes, les plaintes que font quelques médecins
contre l'efficacité du vaccin. Souvent j'ai fait plusieurs envois de ce fluide et toujours sans succès ;
pendant que j'étais remercié de la qualité de celui que
j'envoyais en même temps sur d'autres points. C'est
que les premiers se contentaient de vacciner un ou
deux enfans en faisant des piqûres profondes, et que
les derniers en vaccinaient un grand nombre et en
soulevant seulement l'épiderme.

Il est si peu nécessaire de prendre de grandes
précautions pour faire les piqûres, que plus l'opération est prompte, moins le vaccin est exposé à
l'air et mieux il conserve sa vertu. Les 141 enfans
que j'ai vaccinés le 26 mai, à Châtillon, l'ont été
dans 37 minutes et avec du vaccin conservé dans les
tubes. Cependant presque tous ont eu la vaccine. Le
27 octobre j'ai vacciné douze enfans à Montfaucon,
avec du vaccin recueilli le 25 ; un seul n'a pas eu
la vaccine ; j'ai envoyé du même vaccin à deux médecins qui l'ont employé le 26, et ils n'ont obtenu
aucun résultat.

entièrement son effet, et si on le recueille dans
des boutons peu avancés, on est sûr de la réussite.
Le 30 mai 1829, passant dans un village considérable, frontière de notre département, je
prévins l'officier de santé que je m'arrêterais chez
lui cinq jours après et que je vaccinerais les enfans
qu'il me présenterait; il en fit assembler 27. Le
4 juin je les vaccinai, et il me manda le 15 que
tous avaient eu une vaccine très-régulière.

Il est encore une précaution à prendre; c'est
d'avoir soin de déshabiller les enfans avant d'ou-
vrir les tubes, et de faire tomber le vaccin sur
une glace où il est pris, avec la lancette, comme
dans le bouton. J'ai vu dernièrement un ancien
praticien qui faisait tomber le vaccin sur la pointe
de sa lancette et qui vaccinait ensuite difficilement, parce qu'il ne pouvait vacciner qu'un
enfant avec le vaccin contenu dans un tube. Si
cet enfant était du nombre de ceux qui n'ont pas
la disposition nécessaire, il se trouvait réduit à ré-
clamer du nouveau vaccin, et de cette manière on
laisse le temps à la maladie de faire des progrès.

L'on voit que si on éprouve de la difficulté à
propager la méthode préservatrice, c'est souvent
la faute du mode que l'on emploie, car elle est
exempte de tout reproche.

Je crois être entré dans tous les détails désirés
par la savante Compagnie à qui j'adresse ce faible
travail. Si je ne mérite pas son entière approba-
tion, je réclame au moins son indulgence.

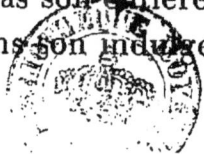